常见疾病影像学检查与诊断

CHANGJIAN JIBING YINGXIANGXUE JIANCHA YU ZHENDUAN

刘伟彦　等 主编

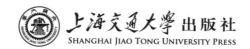

上海交通大学出版社

SHANGHAI JIAO TONG UNIVERSITY PRESS

内容提要

　　本书对临床医学影像技术的原理和检查方法以及各系统疾病的影像特征均做了详细介绍，着重描述了各系统部位的影像学检查方法、影像学征象、常见病变的诊断与鉴别诊断等。本书可作为影像科医师和技师临床工作的参考书。

图书在版编目（CIP）数据

　　常见疾病影像学检查与诊断／刘伟彦等主编． --上海：上海交通大学出版社，2023.3
　　ISBN 978-7-313-25418-4

　　Ⅰ．①常… Ⅱ．①刘… Ⅲ．①常见病—影像诊断 Ⅳ．①R445

　　中国版本图书馆CIP数据核字（2021）第183331号

常见疾病影像学检查与诊断
CHANGJIAN JIBING YINGXIANGXUE JIANCHA YU ZHENDUAN

主　　编：	刘伟彦 等		
出版发行：	上海交通大学出版社	地　　址：	上海市番禺路951号
邮政编码：	200030	电　　话：	021-64071208
印　　制：	广东虎彩云印刷有限公司		
开　　本：	710mm×1000mm 1/16	经　　销：	全国新华书店
字　　数：	229千字	印　　张：	13
版　　次：	2023年3月第1版	插　　页：	2
书　　号：	ISBN 978-7-313-25418-4	印　　次：	2023年3月第1次印刷
定　　价：	128.00元		

编委会

主　编

刘伟彦　谢绪峰　魏园园　陈崇光

姜正岳　刘　俊

副主编

王　凤　高珊珊　王亚楠　曹以利

包金丹　何　晴　王　英　许　林

编　委（按姓氏笔画排序）

王　凤　王　英　王亚楠　包金丹

刘　俊　刘伟彦　许　林　杨　斌

何　晴　陈　莉　陈　鹏　陈崇光

姜正岳　高珊珊　曹以利　谢绪峰

魏园园

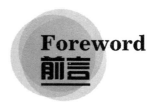

Foreword 前言

　　随着现代科学技术的飞速发展,影像诊断设备得以快速改进和更新,影像检查技术也在不断地创新完善,医学影像学已成为医学领域中发展最快的学科之一。作为现代循证医学中最大的临床证源,现代医学影像已成为医疗工作中的重要支柱,已从单一的形态成像诊断发展为形态成像、功能成像和代谢成像并用的综合诊断;已从显示宏观结构发展到反映分子、生化方面的变化,从显示形态结构到反映功能变化,从既往的辅助检查手段成为现代医学中不可或缺的临床诊疗方法。而各种临床学科的诊断与治疗无不与影像学有千丝万缕的联系,它是临床医师必须掌握的一门学科;面对影像检查技术的日新月异和临床的实际需要,必须准确而全面地掌握医学影像学的精华,加强医学影像学诊疗技术操作的规范化和标准化,进一步推动医学影像学检查全面质量管理和控制的实施,促进医疗机构间的技术沟通与支持。因此,我们在对国内外现有的医学影像质量标准和操作规范仔细研究的基础上,编写了本书。

　　本书结合目前医疗机构的实际,主要分呼吸、循环、消化等章节,对影像诊断学各系统的主要难点进行了详细、系统的阐述,包括正常影像学表现、影像诊断与鉴别诊断要点。除了用文字介绍各种疾病的影像诊断以外,书中还有插图详细注解,并有指示标符,读者通过参阅插图及注解可以加深对影像特点的理解。本书内容丰富,重点突出,且注重新进展、新技术难点问题的纳入,既方便影像科及各专科医师在工作中遇到问题时进行查询,又有利于其对影像诊断学进行系统强化学习。

　　由于编者的理论水平和实践经验有限,在跟踪快速发展的医学影像技术和掌控博大精深的影像学诊断实践方面难免有所疏漏和讹误,期望在医学影像实践中不断得到良师益友的指教和谅解,并真诚期待您将实际工作中发现的问题、建议以及修改意见等反馈给我们,以便日后修订补充。

《常见疾病影像学检查与诊断》编委会

2020 年 11 月

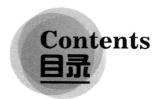
Contents
目录

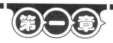

医学影像原理

第一节　X线检查

一、X线的产生

1895年,德国科学家伦琴偶然发现了一种具有高能量且肉眼看不见,但能穿透不同物质、使荧光物质发光的射线,他称之为X线。

(一)X线的产生

X线是由高速运行的电子群撞击物质突然受阻时产生的。

(二)X线的发生装置

主要包括X线管、变压器和控制器三部分。

(三)X线的发生过程

由降压变压器向X线管灯丝供电加热,在阴极附近产生自由电子,当升压变压器向X线管两极提供高压电时,阴极与阳极间的电势差陡增,自由电子受到吸引,以高速由阴极向阳极成束行进,撞击阳极而发生能量转换,其中约1%的能量转换成X线,由X线管窗口发射,其余99%以上转换为热能,由散热设施散发。

二、X线的特性

X线是一种波长很短的电磁波,与临床医学成像有关的主要特性如下。

(一)穿透性

X线具有强穿透力,能够穿透可见光不能穿透的物体,在穿透过程中有一定程度的吸收即衰减。X线的穿透力与X线管电压和被照物体的结构(密度和厚度)有关。X 线对人体各种组织结构穿透力的差别是 X 线成像的基础。

(二)荧光作用

X 线激发荧光物质,能够使波长较短的 X 线转换为波长较长的可见荧光,这种转换叫作荧光效应。此特性是进行 X 线透视检查的基础。

(三)感光作用

涂有溴化银的胶片经 X 线照射后感光而产生潜影,经显定影处理,感光的溴化银离子(Ag^+)被还原为金属银(Ag),并沉淀于胶片的胶膜内,在胶片上呈黑色。而未感光的溴化银在定影及冲洗过程中,从 X 线胶片上被洗掉,显出胶片片基的透明本色。由于金属银沉淀的不同,产生黑白不同的影像。感光作用是 X 线摄影的基础。

(四)电离作用

X 线通过任何物质被吸收时都可产生电离作用。空气的电离程度与空气所吸收 X 线的量成正比,因此通过测量空气电离的程度可计算 X 线的照射量,此为放射剂量学的基础。

(五)生物效应

X 线射入人体,与体内物质相互作用,使机体和细胞结构发生生理及生物学改变,即生物效应。X 线的生物效应是放射治疗学的基础,也是进行 X 线检查时需要注意防护的原因。

三、X 线成像原理

X 线能使人体在荧光屏上或胶片上形成影像,一方面是基于 X 线的穿透性、荧光作用和感光作用,另一方面是基于人体组织结构之间有密度和厚度的差别。当 X 线透过人体不同组织结构时,被吸收的程度不同,到达荧光屏或胶片上的 X 线量出现差异,从而在荧光屏或 X 线片上形成黑白对比不同的影像。

(一)形成 X 线影像的 3 个必备基本条件

(1)X 线要具备一定的穿透力。

(2)被穿透的组织结构必须存在密度和厚度的差异,从而导致穿透物质后剩余 X 线量的差别。

(3)有差别的剩余 X 线量,仍为不可见的,必须经过载体显像的过程才能获得有黑白对比、层次差异的 X 线影像。

(二)X线分类

人体组织结构和器官的密度和厚度的差别是产生影像对比的基础,是 X 线成像的基本条件。不同的人体组织结构,根据其密度的高低及其对 X 线吸收的不同可分为三类。

(1)高密度影像:骨骼或钙化灶,密度大,吸收 X 线量多,在 X 线片上显示为白色。

(2)中等密度影像:皮肤、肌肉、实质器官、结缔组织、内脏及体液等软组织,密度中等,在 X 线片上显示为灰白色。

(3)低密度影像:脂肪及气体,密度低,在 X 线片上分别显示为灰黑色和深黑色。

四、X线检查中的防护

X线穿透人体将产生一定的生物效应,过量照射时,就会产生放射反应甚至放射损害,因此我们必须重视 X 线的防护,以保护工作人员和患者。

放射防护的方法和措施有以下几个方面:①技术方面,应采取时间防护、距离防护和屏蔽防护的原则。②患者方面,应选择恰当的 X 线检查方法,不能一次大剂量或经常照射,在投照时,应当注意照射范围和照射条件,对性腺等敏感器官,应用铅橡皮加以遮盖。③放射工作人员方面,应认真执行国家有关放射防护卫生标准的规定,采取必要的防护措施,正确进行 X 线检查的操作,定期进行剂量监测和身体检查。

五、传统 X 线检查技术的应用

传统 X 线检查方法可分为常规检查、特殊检查和造影检查三类。

(一)常规检查

1.透视

透视适用于人体天然对比较好的部位。胸部透视可观察肺、心脏和大血管;腹部透视则主要用于观察有无膈下游离气体和胃肠道梗阻;骨关节透视主要观察有无骨折脱位及高密度异物。另外,各种造影检查和介入操作也需要在透视下进行。

透视的优点是简便易行,可同时观察器官的形态变化和动态活动,并可多方位观察;其主要缺点是影像细节显示不够清晰、不利于防护、被检者受线量较大和不能留下永久记录。

2.普通 X 线摄影

普通 X 线摄影是临床上最常用最基本的检查手段,适用于人体任何部位,所得照片称为平片。

摄片的主要优点是应用范围广,照片空间分辨率高、图像清晰,并可作为永久性资料进行保存,便于复查对比和会诊,患者接受的 X 线量也较透视少。其缺点是检查区域为胶片大小所限制,且不能观察运动功能。

(二)特殊检查

特殊检查是指不同于普通 X 线摄影,能达到某种特殊诊断要求的摄影技术。现在常用的有体层摄影、高千伏摄影、软 X 线摄影和放大摄影等。

1.体层摄影

体层摄影是使某一选定层面上组织结构的影像显示清晰,同时使层面以外的其他组织影像模糊不清的检查技术。体层摄影常用来明确平片难以显示、重叠较多和较深部位的病变,有利于显示病变的内部结构、边缘、确切部位和范围等。随着 CT 的出现和重建技术的发展,体层摄影已经很少应用。

2.高千伏摄影

高千伏摄影是用 120 kV 以上管电压产生穿透力较强的 X 线,获得在较小的密度值范围内能显示层次丰富的光密度影像照片的一种检查方法。

高千伏摄影常用于胸部,能较好地显示气管、主支气管、肺门区支气管和被骨骼及纵隔重叠的结构和病灶。

高千伏摄影可缩短曝光时间,减少 X 线管负荷及患者接受的辐射线量。

3.软 X 线摄影

40 kV 以下管电压产生的 X 线,能量低,穿透力较弱,故称"软 X 线",通常由钼靶产生,故又称为钼靶摄影。软 X 线摄影常用于乳腺、阴茎、咽喉侧位等的检查。

4.放大摄影

利用 X 线几何投影原理使 X 线影像增大,常用于观察骨小梁等细微结构。

(三)造影检查

普通 X 线检查依靠人体自身组织的天然对比形成影像,对于缺乏自然对比的结构或器官,可将密度高于或低于该结构或器官的物质引入器官内或其周围间隙,人为地使之产生密度差别而形成影像,此即造影检查。引入的物质称为对比剂,也称造影剂。造影检查显著扩大了X线检查的范围,应用广泛。

六、数字X线成像技术的应用

(一)计算机X线摄影(computed radiography,CR)

1.CR的工作原理

CR是X线平片数字化的比较成熟的技术,它不以X线胶片作为记录和显示信息的载体,而是使用可记录的并由激光读出X线影像信息的成像板作为载体,经X线曝光及信息读出处理,形成数字式平片影像。

2.CR系统的主要临床应用

(1)在头颈及骨关节系统的应用:CR对骨结构、关节软骨及软组织的显示优于传统的X线成像。CR影像的密度分辨率明显高于传统X线片,在骨质疏松半定量研究中优于传统屏-片系统。CR能够清晰显示听小骨、前庭、半规管等结构,并能准确判断鼻窦窦壁有无骨质破坏。

(2)在胸部的应用:胸部CR在总体上优于传统X线片,特别是易于显示与纵隔和膈肌重叠的部分。CR对肺部结节性病变的检出率及显示纵隔结构如血管和气管等方面优于传统X线片,但在间质性病变和肺泡病变的显示上则不如传统X线片。

(3)在胃肠道和泌尿系统检查中的应用:CR在显示肠管积气、气腹和结石等病变方面优于传统X线影像。胃肠道双对比造影检查中,CR系统显示胃小区、微小病变、黏膜皱襞及结肠无名沟等结构明显优于传统的X线造影。CR在泌尿系统检查中,能够明显改善软组织的分辨率,并可增加对结石和微小钙化的显示能力。

(4)除了上述方面以外,CR系统在乳腺病变显示、儿科和血管造影等方面也有较强优势。

3.CR的优点与不足

CR实现了常规X线摄影信息的数字化,能够提高图像的分辨率和显示能力,可采用计算机技术实施各种图像后处理功能,增加显示信息的层次,可降低X线摄影的辐射剂量,有利于实现X线摄影信息的数字化储存、再现及传输。

CR的主要不足是时间分辨率较差,不能满足动态器官和结构的显示,另外,CR的空间分辨率,即显示微细结构(如肺纹理等)方面,低于传统X线屏-片系统,但基本上可满足诊断要求,且通过调节对比度可适当弥补。

（二）数字 X 线摄影(digital radiography,DR)

1.DR 的工作原理

DR 是在 X 线电视系统的基础上,利用计算机数字化处理,使模拟视频信号经过采样和模/数转换(analog to digit,A/D)后直接进入计算机形成数字化矩阵图像。

数字 X 线摄影包括硒鼓方式、直接数字 X 线摄影(direct digital radiography,DDR)和电荷耦合器件(charge-coupled device,CCD)摄影机阵列方式等多种方式。

2.DR 的优点与不足

DR 图像具有较高分辨率,图像锐利度好,细节显示清楚;放射剂量小,曝光宽容度大;与 CR 相同,DR 也可根据临床需要进行各种图像后处理,能够直接进入影像存储与传输系统(picture archiving and communicating system,PACS),便于临床应用、教学与远程会诊。

（三）数字减影血管造影

数字减影血管造影(digital subtraction angiography,DSA)是 20 世纪 80 年代继 CT 之后出现的一种医学影像学新技术,它将影像增强技术、电视技术和计算机技术与常规的 X 线血管造影相结合,是数字 X 线成像技术之一,目前已广泛应用于临床。

1.DSA 的基本设备和原理

DSA 基本设备包括 X 线发生器、影像增强器、电视透视、高分辨率摄像管、模/数转换器、电子计算机和图像存储器等。其基本过程和原理是:X 线发生器产生的 X 线穿过人体,产生不同程度的衰减后形成 X 线图像,X 线图像经影像增强器转换为视频影像,然后经电子摄像机将其转变为电子信号,再经对数增幅、模/数转换、对比度增强和减影处理,产生 DSA 图像,影像质量较常规血管造影大为提高。数字减影的主要方法包括时间减影、能量减影、混合减影和动态数字减影体层摄影等方式,其中时间减影法是目前应用最普遍的减影方法之一。

2.DSA 成像方式

（1）静脉注射数字减影血管造影(IVDSA):经静脉途径置入导管或套管针注射对比剂行 DSA 检查者,称为 IVDSA,包括非选择性和选择性两种。①非选择性 IVDSA 为经静脉注射对比剂流经肺循环到体循环后使动脉显影的方法,主要用于主动脉及其主干疾病的诊断,如大动脉炎、主动脉缩窄和颈动脉体瘤等。②选择性 IVDSA 为将导管头放置于受检静脉或心腔内注射对比剂的方法,常用于上、下腔静脉疾病和累及右心、肺动脉、肺静脉等先天性心血管畸形的诊断。IVDSA 的优点是可经周围静脉注入对比剂，操作方便，但缺点是检查区的血管同时显影，互相重叠，对比剂用量较多，因此目前已较少应用，仅在动脉插管困难或不适于动脉注射数字减影血管造影时采用。

（2）动脉注射数字减影血管造影（IADSA）：IADSA 同样分非选择性和选择性两种，一般经股动脉或肱动脉穿刺插管，其中将导管头置于靶动脉之主动脉近端注射对比剂做顺行性显影者称为非选择性 IADSA，而将导管头端进一步深入到靶动脉的主干或分支内造影者，称为选择性或超选择性 IADSA。由于对比剂直接注入靶动脉或接近靶动脉处，稀释少，即使应用较低浓度较少剂量的对比剂，IADSA 显示细小血管仍比 IVDSA 清晰。

（3）动态 DSA：随着 DSA 技术的发展，DSA 成像过程中球管与检测器同步运动而获得系列减影图像的方式，称为动态 DSA，能够对运动部位进行成像。常规技术有数字电影减影、旋转式 DSA、步进式血管造影减影和遥控对比剂跟踪技术。

（4）三维 DSA：通过软件控制在双 C 臂 DSA 系统中进行双平面血管造影及计算机处理，可以获得病变血管的三维影像，能够避免普通 DSA 因血管重叠影响观察时需要多次造影和多体位投照的不足，大大减少对比剂用量，有利于介入过程的准确操作和缩短介入诊治的时间。

3.DSA 的优点和临床应用

与常规血管造影相比，DSA 的密度分辨率高，对比剂用量少，具备实时成像和绘制血管路径图的能力，有利于介入诊疗操作。DSA 的主要特点是消除不相干的背景图像，突出含对比剂的部位。

DSA 对全身各部位血管性病变的诊断和介入治疗均具有不可替代的重要作用，对肿瘤的经血管化疗栓塞也很有帮助。

第二节　超声检查

一、超声检查的基本原理和相关概念

(一)成像原理

超声检查是根据声像图特征对疾病做出诊断。超声波为一种机械波，具有反射、散射、衰减及多普勒效应等物理特性，通过各种类型的超声诊断仪，将超声发射到人体内,在传播过程中遇到不同组织或器官的分界面时,将发生反射或散射形成回声,这些携带信息的回声信号经过接收、放大和处理后,以不同形式将图像显示于荧光屏上,即为声像图,观察分析声像图并结合临床表现可对疾病做出诊断。

(二)相关概念

1.超声波

超声波是指频率超过人耳听觉范围,即>20 000 Hz的声波。能传播声波的物质叫介质。临床上常用的超声波频率在2～10 MHz。

2.反射与折射

超声波在人体组织内按一定方向传播的过程中遇到不同声阻抗的分界面,即产生反射与折射,可利用超声波的这一特性来显示不同组织界面、轮廓,分辨其相对密度。

3.分辨率与穿透力

超声波具有纵向和横向分辨率,纵向分辨率与超声频率有关,频率越高,纵向分辨率越高;横向分辨率与声束的宽窄有关,声束变窄可提高横向分辨率。

4.声能的吸收与衰减

超声波在介质传播过程中的声能逐渐减少,称为衰减。在人体组织中衰减的一般规律:骨组织>肝组织>脂肪>血液>纯液体。其衰减对特定介质来说是常数,超声通过液体几乎无衰减,而致密的骨质、钙质和结石,衰减值特别大,其后减弱以致消失,出现声影。

5.超声波的人体生物效应

超声波在人体组织中被吸收后转化为热能,使局部升温,并向周围组织传导。另外,超声波对人体组织还有空化作用和机械作用。超声波超剂量的照射会对人体组织产生一定的损伤,临床应用中应注意超声照射的剂量和时间,根据不同个体和检查器官限制在安全范围内。也可有目的地利用超声的人体生物效应达到某种治疗目的,如高能聚焦超声治疗肿瘤。

6.多普勒效应

多普勒效应是指发射声源与接收器之间存在相对运动时,接收器收到的频率因运动而发生变化的物理现象。发射频率与接收频率之间的差值称为频移,与运动速度成正比。根据这一原理,多普勒技术可用于测量血流速度、血流方向及血流的性质(层流或湍流)。多普勒超声即根据这一效应研制,分为频谱多普勒成像和彩色多普勒成像两类。

二、超声图像特点与分析

(一)人体不同组织和液体的回声强度

通常把人体组织反射回声强度分为四级,即高回声、等回声、低回声、无回声。对后方伴有声影的高回声,也称为强回声。

1.强回声

如骨骼、钙化、结石和含气的肺,超声图像上形成非常明亮的点状或团块状回声,后方伴声影。但小结石、小钙化点可无声影。

2.高回声

如血管壁、脏器包膜、瓣膜、肌腱、组织纤维化等,高回声与强回声的差别是前者不伴后方声影。

3.等回声

如肝、脾、胰腺实质等,表现为中等强度的点状或团块状回声。

4.低回声

低回声又称弱回声,为暗淡的点状或团块状回声,典型低回声为脂肪组织。

5.无回声

病灶或正常组织内不产生回声的区域,如尿液、胆汁、囊肿液和胸腹腔漏出液。

6.暗区

超声图像上无回声或仅有低回声的区域,称为暗区,又可分为实性暗区和液性暗区。

7.声影

由于障碍物的反射或折射,声波不能到达的区域,即强回声后方的无回声区,称为声影,见于结石、钙化及致密软组织回声之后。

(二)超声图像的分析与诊断

观察分析声像图时,应注意以下内容。

1.定位

超声检查中为明确脏器或病变的方位,通常以体表解剖标志或体内重要脏器为标志标明方位,定位观察还应包括病变位于某脏器或脏器的某一部位。

2.大小

脏器及病变组织的大小测量,通常测三维径线的最大值即前后径、上下径及左右径,亦可测面积和周径。

3.外形

脏器的形态轮廓是否正常、有无肿大或缩小；如是占位性病变，应注意其外形是圆形、椭圆形、分叶形或不规则形。

4.边缘轮廓

脏器或肿块有无边界回声、是否光滑完整、有无模糊中断以及边缘回声强度如何，对病变性质的鉴别以及了解肿瘤的生物学活性等均有一定意义。

5.内部结构特征

应注意观察内部回声的强度大小、分布是否均匀、回声形态如何以及结构是否清晰。

6.后壁及后方回声

根据不同的后壁及后方回声，可对病变性质作进一步鉴别。

7.周围回声及毗邻关系

根据局部解剖判断病变与周围结构的关系，有无压迫移位、粘连或浸润，周围结构内有无异常回声，有无局部淋巴结肿大和继发性管道扩张。

8.位置及活动度

脏器位置是否偏移，固有的活动规律是否存在。病变的确切位置，是否随体位变动或呼吸运动而移动。

9.量化分析

包括对脏器或病变进行径线、面积、体积等测量，以及应用多普勒超声观察病变或脏器内部的血流分布、走行及形态，对有关血流动力学参数进行测量。

三、超声检查的主要应用

(一)超声解剖学和病变的形态学研究

超声检查可获得各脏器的断面声像图，显示器官或病变的形态及组织学改变，对病变做出定位、定量及定性诊断。

(二)功能性检查

通过检测某些脏器、组织的生理功能的声像图变化或超声多普勒图上的变化做出功能性诊断，如用超声心动图和多普勒超声检测心脏的收缩及舒张功能；用实时超声观察胆囊的收缩和胃的排空功能。多普勒超声技术的发展使超声从形态学检查上升至"形态-血流动力学"联合检查，使检查水平进一步提高。

(三)器官声学造影的研究

声学造影即将某种物质引入靶器官或病灶内，以提高图像信息量的方法。

此技术在心脏类疾病的诊断方面已经取得良好效果,能够观察心腔分流、室壁运动和心肌灌注情况,测定心肌缺血区或心肌梗死范围及冠状动脉血流储备。目前此技术已推广至腹部及小器官的检查。

(四)介入性超声的应用

介入性超声包括内镜超声、术中超声和超声引导下进行经皮穿刺、引流等介入治疗。高能聚焦超声还可用来治疗肿瘤等病变。

四、超声检查的优点和限度

(一)优点

(1)无放射性损伤,属无创性检查技术。

(2)能取得多种方位的断面图像,并能根据声像图特点对病灶进行定位和测量。

(3)实时动态显示,可观察器官的功能状态和血流动力学情况。

(4)能及时得到检查结果,并可反复多次观察。

(5)设备轻便、易操作,对危重患者可行床边检查。

(二)限度

(1)超声对骨骼、肺和胃肠道的显示较差,影响成像效果和检查范围。

(2)声像图表现的是器官和组织的声阻抗差改变,缺乏特异性,对病变的定性诊断需要综合分析并与其他影像学表现和临床资料相结合。

(3)声像图显示的是某局部断面,对脏器和病灶整体的空间位置和构型很难在一幅图上清晰显示。三维超声技术可部分解决此问题。

(4)病变过小或声阻抗差不大,不引起反射,则难以在声像图上显示。

(5)超声检查结果的准确性与超声设备的性能及检查人员的操作技术和经验有很大关系,为操作人员依赖性技术。

第三节　计算机体层成像检查

计算机体层成像(computed tomography,CT)由 Conmack 和 Hounsfield 发明设计。与传统 X 线成像相比,CT 图像是真正的断层图像,它显示的是人体某个断层的组织密度分布图,其图像清晰、密度分辨率高、无断层以外组织结构干扰,因而显著扩大了人体的检查范围,提高了病变的检出率和诊断准确率,大大促进了医学影像学的发展。

一、CT 成像基本原理

CT 是用 X 线束对人体检查部位有一定厚度的层面进行扫描,由探测器接收该层面上各个不同方向的人体组织对 X 线的衰减值,经模/数转换输入计算机,通过计算机处理后得到扫描层面的组织衰减系数的数字矩阵,再将矩阵内的数值通过模/数转换,用黑白不同的灰度等级在荧光屏上显示出来,即构成 CT 图像。

根据检查部位的组织成分和密度差异,CT 图像重建要使用合适的数学演算方式,常用的有标准演算法、软组织演算法和骨演算法等。图像演算方式选择不当会降低图像的分辨率。

二、基本概念

(一)体素和像素

CT 图像是将人体某一部位有一定厚度的层面分成按矩阵排列的若干个小的立方体,即基本单元,以一个 CT 值综合代表每个单元内的物质密度,这些小单元即称为体素。同样,与体素相对应,一幅 CT 图像是由许多按矩阵排列的小单元组成,这些组成图像的基本单元被称为像素。像素实际上是体素在成像时的表现,像素越小,图像的分辨率越高。

(二)矩阵

矩阵表示一个横成行、纵成列的数字阵列,将受检层面分割为若干小立方体,这些小立方体即为体素。当图像面积为一固定值时,像素尺寸越小,组成 CT 图像的矩阵越大,图像的清晰度就越高。目前多数 CT 图像的矩阵为 512×512。

(三)空间分辨率

空间分辨率又称高对比度分辨率,在保证一定密度差的前提下,显示待分辨组织几何形态的能力。CT 图像的空间分辨率不如 X 线图像高。

(四)密度分辨率

密度分辨率是指能分辨两种组织之间最小密度差异的能力。CT 的密度分辨率比普通 X 线高 $10\sim20$ 倍。

(五)CT值

体素的相对X线衰减度(即该体素组织对X线的吸收系数),表现为相应像素的CT值,单位为亨氏单位(Hounsfield unit,HU)。规定以水的CT值为0 HU,骨皮质最高,为1 000 HU,空气最低,为−1 000 HU,人体中密度不同的各种组织的CT值则居于−1 000～+1 000 HU的2 000个分度之间。

(六)窗宽与窗位

人体组织的CT值范围有2 000个分度,但人眼一般仅能分辨16个灰阶。

1.窗宽

窗宽指图像上16个灰阶所包括的CT值范围,在此CT值范围内的组织均以不同的模拟灰度显示,CT值高于此范围的组织均显示为白色,而CT值低于此范围的组织均显示为黑色。窗宽的大小直接影响图像的对比度,加大窗宽图像层次增多,组织对比减少,缩窄窗宽图像层次减少,组织对比增加。

2.窗位

窗位又称窗中心,为窗的中心位置,一般应选择欲观察组织的CT值为中心。窗位的高低影响图像的亮度,提高窗位图像变黑,降低窗位则图像变白。

总之,要获得较清晰且能满足诊断要求的CT图像,必须选用合适的窗宽、窗位。

(七)伪影

伪影是指在扫描或信息处理过程中,由于某一种或几种原因而出现的人体本身并不存在而图像中却显示出来的各种不同类型的影像,主要包括运动伪影、高密度伪影和机器故障伪影等。伪影影响图像质量,扫描时如出现应查明原因,尽量避免,诊断时应注意与病变相鉴别。

(八)部分容积效应

在同一扫描层面内含有两种以上不同密度的物质时,所测CT值是它们的平均值,不能如实反映其中任何一种物质的CT值,这种现象称为部分容积效应。在CT扫描中,凡小于层厚的病变,其CT值受层厚内其他组织的影响,所测出的CT值不能代表病变的真正CT值:如在高密度组织中较小的低密度病灶,其CT值偏高;反之,在低密度组织中的较小的高密度病灶,其CT值偏低。

三、CT 检查技术

(一)平扫

平扫又称为普通扫描或非增强扫描,是指不用对比剂增强或造影的扫描。扫描方位多采用横断层面,检查颅脑以及头面部病变有时可加用冠状层面扫描。

CT 扫描过程中,患者要制动,对儿童或不合作的患者可用镇静剂甚至麻醉药物。胸腹部 CT 检查扫描前应训练患者练习屏气,避免因呼吸运动产生伪影。腹盆部 CT 检查扫描患者需口服对比剂。

(二)增强扫描

增强扫描指血管内注射对比剂后再行扫描的方法。目的是提高病变组织同正常组织的密度差,以显示平扫上未被显示或显示不清的病变,通过病变有无强化及强化类型,有助于病变的定性。根据注射对比剂后扫描方法的不同,可分为常规增强扫描、动态增强扫描、延迟增强扫描、双期或多期增强扫描等方式。

(三)造影 CT 检查

造影 CT 检查是指对某一器官或结构进行造影再行扫描的方法,它能更好地显示结构和发现病变。分为血管造影 CT 和非血管造影 CT 两种。常用的如动脉性门静脉造影 CT 和脊髓造影 CT 等。

(四)特殊扫描

1.薄层扫描

薄层扫描是指扫描层厚≤5 mm 的扫描。其优点是减少了部分容积效应,能更好地显示病变的细节,一般用于检查较小的病灶或组织器官。如需进行三维重组等后处理,亦需用薄层扫描,扫描层厚越薄,重建图像质量越高。

2.重叠扫描

扫描时设置层距小于层厚,使相邻的扫描层面有部分重叠。重叠扫描可减少部分容积效应,避免遗漏小的病灶,但重叠越多,患者接受的 X 线剂量越大。

3.靶扫描

靶扫描是指对感兴趣区进行局部放大扫描的方法,可明显提高空间分辨率,主要用于肺小结节、内耳、垂体及肾上腺等小病灶或小器官的检查。

4.高分辨率 CT(high-resolution CT,HRCT)扫描

采用薄层扫描、高空间分辨率算法重建及特殊的过滤处理,可取得有良好空间分辨率的 CT 图像,对显示小病灶及细微结构优于常规 CT 扫描。常用于肺部

弥漫性间质性或结节性病变、垂体、内耳和肾上腺等检查。

(五)螺旋 CT 检查

螺旋 CT 是 CT 发展史上一个重要的里程碑。与常规 CT 扫描不同,螺旋 CT 扫描时,检查床沿纵轴方向匀速移动,同时 X 线球管连续旋转式曝光,采集的扫描数据分布在一个连续的螺旋形空间内,因此螺旋 CT 扫描又称容积 CT 扫描。螺旋 CT 扫描具有很多优点。

(1)扫描速度快,大多数检查可在患者一次屏气时间内完成,可有效减少呼吸运动伪影,方便危重患者及婴幼儿患者的检查,并可一次性注射对比剂后完成器官的多期扫描,有利于病灶的检出和定性。

(2)容积数据可避免小病灶的遗漏。

(3)可进行高质量的任意层面的二维图像、多平面重组(multi-planar reconstruction,MPR)、三维重组图像、CT 血管造影(CT angiography,CTA)、CT 灌注成像和 CT 仿真内镜成像(CT virtual endoscopy,CTVE)等后处理,丰富并拓展了 CT 的应用范围,诊断准确性也有很大提高。

近年来出现并迅速在临床应用的多层螺旋 CT(multislice spiral CT,MSCT)技术,进一步完善了上述功能。

第四节 磁共振成像检查

一、磁共振成像基本原理

(一)磁共振成像技术的产生与基本原理

磁共振成像(magnetic resonance imaging,MRI)检查技术是在发现核磁共振现象的基础上,于 20 世纪 70 年代继 CT 之后,借助电子计算机技术和图像重建数学的进展与成果而发展起来的一种新型医学影像检查技术。

MRI 是通过对静磁场中的人体施加某种特定频率的射频(radio frequency,RF)脉冲,使人体组织中的氢质子受到激励而发生磁共振现象,当终止 RF 脉冲后,质子在弛豫过程中感应出 MR 信号;经过对 MR 信号的接收、空间编码和图像重建等处理过程,即产生 MR 图像。人体内氢核丰富,而且用它进行磁共振成像的效果最好,因此目前 MRI 常规用氢核来成像。

(二)基本概念

1.质子的纵向磁化

氢原子核只有一个质子,没有中子。质子带正电荷,并作自旋运动,因此产生磁场,每个质子均为一个小磁体,其磁场强度和方向用磁矩或磁矢量来描述。在人体进入静磁场以前,体内质子的磁矩取向是任意和无规律的,因此磁矩相互抵消,质子总的净磁矢量为零。如果进入一个强度均匀的静磁场(即外磁场),则质子的磁矩按外磁场的磁力线方向呈有序排列,其中平行于外磁场磁力线的质子处于低能级状态,数目略多,而反平行于外磁场磁力线的质子处于高能级状态,数目略少,相互抵消的结果是产生一个与静磁场磁力线方向一致的净磁矢量,称为纵向磁化。

2.进动

在静磁场中,有序排列的质子不是静止的,而是作快速的锥形旋转,称为进动。进动速度用进动频率表示,即每秒进动的次数。外磁场场强越强,进动频率越快。

3.磁共振现象与横向磁化

当向静磁场中的人体发射与质子进动频率相同的 RF 脉冲时,质子才能吸收 RF 脉冲的能量,即受到激励,由低能级跃迁到高能级,从而使纵向磁化减少。与此同时,RF 脉冲还使质子处于同步同速进动,即处于同相位,这样,质子在同一时间指向同一方向,其磁矢量也在该方向叠加起来,产生横向磁化。

4.弛豫与弛豫时间

终止 RF 脉冲后,宏观磁化矢量并不立即停止转动,而是逐渐向平衡态恢复,此过程称为弛豫,所用的时间称为弛豫时间。弛豫的过程即为释放能量和产生 MR 信号的过程。

(1)纵向弛豫与横向弛豫:中断 RF 脉冲后,质子释放能量,逐一从高能状态返回到低能状态,因此纵向磁化逐渐增大,直至缓慢恢复到原来的状态,此过程呈指数规律增长,称为纵向弛豫;与此同时,质子不再被强制处于同步状态(同相位),由于每个质子处于稍有差别的磁场中,开始按稍有不同的频率进动,指向同一方向的质子散开,导致横向磁化很快减少到零,此过程亦呈指数规律衰减,称为横向弛豫。

(2)纵向弛豫时间与横向弛豫时间:纵向磁化由零恢复到原来数值的 63% 时所需的时间,称为纵向弛豫时间,简称 T_1;横向磁化由最大衰减到原来值的

37％时所需的时间,称为横向弛豫时间,简称 T_2。

(3) T_1 和 T_2 反映物质特征,而不是绝对值。T_1 的长短同组织成分、结构和磁环境有关,与外磁场场强也有关系;T_2 的长短与外磁场和组织内磁场的均匀性有关。人体正常与病变组织的 T_1 和 T_2 值是相对恒定的,而且相互之间有一定的差别,这种组织间弛豫时间上的差别,是 MRI 的基础。

5.脉冲序列与信号加权

MRI 是通过一定的脉冲序列实现的。

(1)脉冲序列:施加 RF 脉冲后,纵向磁化减少、消失,横向磁化出现。使纵向磁化倾斜90°的脉冲为90°脉冲,而倾斜180°的脉冲则为180°脉冲。施加90°脉冲后,等待一定时间,施加第二个90°脉冲或180°脉冲,这种连续施加脉冲即为脉冲序列。脉冲序列决定着将从组织获得何种信号。

(2)重复时间(repetition time,TR):指在脉冲序列中,两次 RF 激励脉冲之间的间隔时间。TR 的长短决定着能否显示出组织间 T_1 的差别,使用短 TR 可获得 T_1 信号对比,而长 TR 则不能。

(3)回波时间(echo time,TE):指从 RF 激励脉冲开始至获得回波的时间。TE 决定 T_2 信号加权,使用长 TE 可获得 T_2 信号对比。

(4) T_1 加权像(T_1 weighted image,T_1 WI)、T_2 加权像(T_2 weighted image,T_2 WI)和质子密度加权像(proton density weighted image,PDWI):自旋回波脉冲序列是临床最常用的脉冲序列之一。在自旋回波序列中,选用短 TR(通常＜500 毫秒)、短 TE(通常＜30 毫秒)所获图像的影像对比主要由 T_1 信号对比决定,此种图像称为 T_1 加权像;选用长 TR(通常＞1 500 毫秒)、长 TE(通常＞0 毫秒)所获图像的影像对比主要由 T_2 信号对比决定,此种图像称为 T_2 加权像;选用长 TR、短 TE 所获图像的影像对比,既不由 T_1 也不由 T_2 信号对比决定,而主要由组织间质子密度的差别决定,此种图像称为质子密度加权像。

二、MRI 图像特点

(一)多参数成像

MRI 是多参数成像,其成像参数主要包括 T_1、T_2 和质子密度等,可分别获得同一解剖部位或层面的 T_1 WI、T_2 WI 和 PDWI 等多种图像;而包括 CT 在内的 X 线成像,只有密度一个参数,仅能获得密度对比一种图像。在 MRI 中,T_1 WI 上的影像对比主要反映的是组织间 T_1 的差别;T_2 WI 上的影像对比主要反映的是组织间 T_2 的差别;而 PDWI 上的影像对比主要反映的是组织间质子密度的差别。

（二）多方位成像

MRI可获得人体轴位、冠状位、矢状位及任意倾斜层面的图像，有利于解剖结构和病变的三维显示和定位。

（三）流动效应

体内流动的液体中的质子与周围处于静止状态的质子相比，在MR图像上表现出不同的信号特征，称为流动效应。血管内快速流动的血液，在MR成像过程中虽然受到RF脉冲激励，但在终止RF脉冲后采集MR信号时已经流出成像层面，因此接收不到该部分血液的信号，呈现为无信号黑影，这一现象称为流空现象。血液的流空现象使血管腔不使用对比剂即可显影，是MRI技术中的一个特点。

流动血液的信号还与流动方向、流动速度以及层流和湍流有关。在某些状态下，流动血液还可表现为明显的高信号。

（四）质子弛豫增强效应与对比增强

一些顺磁性和超顺磁性物质使局部产生磁场，可缩短周围质子弛豫时间，此效应称为质子弛豫增强效应，这一效应是MRI行对比剂增强检查的基础。

三、MRI检查技术及其应用

（一）脉冲序列

MRI中常用的脉冲序列有自旋回波（spin echo，SE）序列、梯度回波（gradient echo，GRE）序列、反转恢复（inversion recovery，IR）序列等，每种序列中又包括多种类型，临床上应根据不同检查部位和目的选择应用。

1.SE序列

常规SE脉冲序列是临床上最常用的成像序列。该序列先发射一次$90°$RF激励脉冲，继而施加一次$180°$复相位脉冲使质子相位重聚，产生自旋回波信号。通过调节TR和TE的长短可分别获得反映组织T_1、T_2及质子密度特性的MR图像。其中T_1WI具有较高的信噪比，适于显示解剖结构，也是增强检查的常规序列；T_2WI则更易于显示水肿和液体，而病变组织常含有较多水分，在T_2WI上显示为高信号，因而更易于显示病变；PDWI常可较好地显示出血管结构。

常规SE脉冲序列的主要优点是图像质量高、用途广，缺点是扫描时间相对较长。因此，在常规SE序列的基础上，开发了快速自旋回波（FSE）序列，使扫描时间显著缩短。

2.GRE 脉冲序列

GRE 序列是常用的快速成像脉冲序列,具有多种类型,其中常规 GRE 脉冲序列最为成熟,临床应用也最多。该序列由一次<90°的小角度(或稍>90°,但不使用 90°)激励脉冲和读出梯度的反转构成。读出梯度的反转用于克服梯度场带来的去相位,使质子相位重聚产生回波,由于是梯度复相位产生回波,故称 GRE。

GRE 序列的主要优点是扫描速度快、成像时间短,而空间分辨率及信噪比均较高。主要用于屏气下腹部单层面快速扫描、动态增强扫描、血管成像、关节病变等检查。快速 GRE 成像序列进一步提高了扫描速度,能够在一次屏气下完成十几个层面的扫描成像。

3.IR 脉冲序列

IR 脉冲序列首先使用一次 180°反转脉冲使全部质子的净磁矢量反转 180°,达到完全饱和;继而当质子的纵向磁化恢复一定时间后,施加一次 90°脉冲使已恢复的纵向磁化翻转为横向磁化,以后再施加一次 180°复相位脉冲,取得 SE。由于取得 SE,故也可称为反转恢复自旋回波(IRSE)。

IR 脉冲序列主要用于获取重 T_1WI,以显示解剖,通过选择适当的反转时间(time of inversion,TI)可得到不同质子纵向磁化的显著差异,获得比 SE 脉冲序列更显著的 T_1 加权效果。IR 脉冲序列还可用于增强检查,使顺磁性对比剂的短 T_1 增强效果更明显。IR 脉冲序列的主要优点是 T_1 对比效果好、信噪比高,缺点是扫描时间长。

(1)短时间反转恢复序列(STIR)是 IR 脉冲序列的一个类型,特征是选择特殊的 TI 值,恰好使脂肪质子的纵向磁化恢复到 0 点时施加 90°脉冲,因此在 90°脉冲后脂肪质子无横向磁化而无信号产生。主要用途是在 T_1WI 中抑制脂肪的短 T_1 高信号,即脂肪抑制。

(2)液体衰减反转恢复脉冲序列(fluid attenuated inversion recovery,FLAIR)是 IR 序列的另一个类型,其特征是选择特殊的 TI 值,使脑脊液信号被抑制,主要用于 T_2WI 和 PDWI 中抑制脑脊液的高信号,使与脑脊液相邻的长 T_2 病变显示得更清楚,在中枢神经系统检查中应用价值较大。

4.回波平面成像(echo planar imaging,EPI)

EPI 是目前成像速度最快的技术,可在 30 毫秒内采集一幅完整的图像,使每秒钟获取的图像达到 20 幅。EPI 技术可与所有常规成像序列进行组合。

EPI 最大的优点是扫描时间极短而图像质量相当高,可最大限度地去除运动伪影,除适用于心脏成像、腹部成像、流动成像外,还可进行灌注和弥散成像等功能成像,此外,还可用于实时 MRI 和介入 MRI。

(二)脂肪抑制

短 T_1 高信号可来源于脂肪、亚急性期血肿、富含蛋白质的液体及其他顺磁性物质,采用如 STIR 等特殊的脉冲序列可将图像上由脂肪成分形成的高信号抑制下去,使其信号强度降低,即脂肪抑制,而非脂肪成分的高信号不被抑制,保持不变,从而可鉴别出是否为脂肪组织。

(三)MR 血管成像(magnetic resonance angiography,MRA)

MRA 是使血管成像的 MRI 技术,一般无须注射对比剂即可使血管显影,安全无创,可多角度观察,但目前 MRA 对显示小血管和小病变仍不够满意,还不能完全代替 DSA。常用的 MRA 技术有时间飞跃(time of flight,TOF)法和相位对比(phase contrast,PC)法,近年来,为提高 MRA 的准确性,又推出了对比剂增强的 MRA。

(四)MR 水成像

MR 水成像是采用长 TR、很长 TE 获得重度 T_2 加权,从而使体内静态或缓慢流动的液体呈现高信号,而实质性器官和快速流动的液体如动脉血呈低信号的技术。通过最大强度投影(maximumintensity projection,MIP)重建,可得到类似对含水器官进行直接造影的图像。

目前常用的 MR 水成像技术主要包括:MR 胆胰管成像(MR cholangiopan-creatography,MRCP)、MR 尿路造影(MR urography,MRU)、MR 脊髓造影(MR myelography,MRM)等。MR 水成像具有无需对比剂、安全无创、适应证广、成功率高、可多方位观察等优点。

(五)磁共振功能成像

磁共振功能成像(functional magnetic resonance imaging,fMRI)是在病变尚未出现形态变化之前,利用功能变化来形成图像,以进行疾病早期诊断或研究某一脑部结构的功能。主要包括弥散成像、灌注成像和皮质激发功能定位成像等。

四、MRI 的优点和限度

(一)优点

(1)无 X 线电离辐射,对人体安全无创。

（2）图像对脑和软组织分辨率极佳,解剖结构和病变形态显示清楚。

（3）多方位成像,便于显示体内解剖结构和病变的空间位置和相互关系。

（4）多参数成像。

（5）除可显示形态变化外,还能进行功能成像和生化代谢分析。

（二）限度

（1）对带有心脏起搏器或体内有铁磁性物质的患者不能进行检查。

（2）需使用监护设备的危重患者不能进行检查。

（3）对钙化的显示远不如CT,难以对以病理性钙化为特征的病变作诊断。

（4）常规扫描时间较长,对胸、腹检查受限。

（5）对质子密度低的结构如肺和皮质骨显示不佳。

（6）设备昂贵,普及有一定困难。

第五节　放射性核素显像

一、单电子发射计算机体层显像（SPECT）

（一）显像原理

　　放射性药物引入体内后,与脏器或组织相互作用,参与体内的代谢过程,被脏器或组织吸收、分布、浓聚和排泄。放射性核素在自发衰变过程中能够发射出射线,如 γ 射线,射线能够被 γ 照相机等显像仪器定量检测到并形成图像,从而获得核素或核素标记物在脏器和组织中的分布代谢规律,达到诊断疾病的目的。

　　脏器或组织摄取显像剂的机制很多,主要包括:合成代谢,如 ^{131}I 甲状腺显像等;细胞吞噬,如肝胶体显像或淋巴显像;循环通道,如心血管动态显像、脑脊液显像等;选择性浓聚,如亲肿瘤显像或放射免疫显像;选择性排泄,如肾动态显像等;通透弥散,如肺通气与血流灌注显像;细胞拦截,如热变形红细胞脾脏显像;化学吸附,如骨骼显像;特异性结合,如放免显像、受体显像等。

（二）显像技术及应用

1.静态显像

当显像剂在脏器组织或病变内达到分布平衡时所进行的显像称为静态显

像。多用来观察脏器和病变的位置、形态、大小和放射性分布，也可根据一定的生理数学模型，计算出一些定量参数，定量研究脏器的局部功能和局部代谢。

2.动态显像

显像剂引入人体后以一定速度连续或间断地多幅成像，用以显示显像剂随血流流经或灌注脏器或被器官不断摄取与排泄或在器官内反复充盈和射出等过程所造成的脏器内放射性在数量或位置上随时间而发生的变化，称为动态显像。

3.局部显像

局部显像指显影范围仅限于身体某一部位或某一脏器的显像，是最常用的显像方式。

4.全身显像

显像装置沿体表从头到脚匀速移动，依序采集全身各部位的放射性核素并显示成为一帧影像称为全身显像。常用于全身骨骼显像、全身骨髓显像、探寻肿瘤或炎症病灶，有重要的临床价值。

5.平面显像

将放射性显像装置的放射性探头置于体表的一定位置，显示某脏器的影像称为平面显像。由于平面显像为放射性的叠加，因此可掩盖脏器内部局部放射性分布的微小差异，对较小的或较深的病变不易发现，可用多体位显像来克服这种不足。

6.断层显像

用特殊的放射性核素显像装置在体表自动连续或间断地采集众多体位的平面影像数据，再通过计算机重建成为各种断层影像。断层影像在一定程度上避免了放射性的重叠，能够比较准确地显示脏器内放射性分布的真实情况，有助于检出较小的病变和进行较为精确的定量分析。

7.阳性显像

阳性显像又称"热区"显像，指在静态显像上以放射性增高为异常的显像，如急性心肌梗死灶显像、肝血池显像、骨骼显像、放射免疫显像等。这种显像较易发现异常病灶。

8.阴性显像

阴性显像又称"冷区"显像，指在静态显像上以放射性减低为异常的显像，如心肌灌注显像、肝显像、肾显像等。

(三)图像分析方法

1.静态显像分析

(1)位置:注意被检器官与解剖标志和邻近器官之间的关系,有无移位。

(2)形态大小:受检器官的外形和大小是否正常、轮廓是否清晰完整、边界是否清楚。

(3)放射性分布:以受检器官的正常组织放射性分布为基准,比较判断病变组织的放射性分布是否增高或减低、正常或缺如。

2.动态显像分析

(1)显像顺序:是否符合正常的血流方向和功能状态。

(2)时相变化:主要用于判断受检器官的功能状态,影像的出现或消失时间超出正常规律时,则提示被检器官或系统的功能异常。

3.断层显像分析

应正确掌握不同脏器和组织的断层方位以及各层面的正常所见,对各断层面的影像分别进行形态、大小和放射性分布及浓聚程度的分析。

(四)放射性核素显像的特点

1.反映脏器代谢和功能状态

放射性核素显像是以脏器内、外放射性差别以及脏器内部局部放射性差别为基础的,而脏器和病变内放射性的高低直接与显像剂的聚集量有关,聚集量的多少又取决于血流量、细胞功能、细胞数量、代谢率和排泄引流等因素。因此,放射性显像不仅能够显示脏器和病变的位置、形态和大小,更重要的是同时提供有关血流、功能、代谢和受体等方面的信息。

血流、功能和代谢异常常常是疾病的早期变化,可以出现在形态结构发生改变以前,故放射性核素显像常有助于疾病的早期诊断,并广泛用于脏器代谢和功能状态以及疾病在分子水平的本质研究。

2.动态显像

放射性核素显像具有多种动态显像方式,使脏器和病变的血流和功能情况得以动态而定量地显示,与静态显像相配合能对疾病的诊断更加准确。

3.较高的特异性

一些放射性核素显像因脏器或病变能够特异性地聚集某种显像剂而显影,因此影像具有较高的特异性,可特异地显示诸如各种神经受体、不同组织类型的肿瘤及其转移灶、炎症、异位的正常组织(如甲状腺、胃黏膜等)和移植的组织器官等影像。而这些组织单靠形态学检查常常难以确定,甚至不可能显示。

4.空间分辨率较差

与主要显示形态结构变化的 X 线、CT、MRI 和超声检查相比,能够显示功能代谢信息和具有较高的特异性是放射性核素显像的突出优点。但是,放射性核素显像的空间分辨率较差、影像不够清晰,影响对细微结构的显示和病变的精确定位。目前,已开发出正电子发射计算机体层显像仪等设备和图像融合等技术,能够同时显示解剖结构和功能代谢信息,对疾病的诊断更加全面准确。

二、正电子发射体层显像

正电子发射体层显像(positron emission tomography,PET)属于核医学显像技术,是一种利用向生物体内部注入正电子同位素标记的化合物而在体外测量它们的空间分布和时间特性的三维成像无损检测技术,它是目前生物和医学研究以及临床诊断的核医学成像的最新发展。

(一)PET 的成像原理

PET 技术的基础是正负电子湮没所发出的成对光子的符合检测。从^{11}C、^{13}N、^{15}O、^{18}F 等核素中发射出来的带正电荷的电子,很快与周围广泛分布的带负电荷的电子碰撞,发生湮没,并将能量转化为两个方向相反的 511 keV 的光子。两个光子被 PET 仪相对的两个探头同时检测到,称为"符合事件",表明两个探头连线上存在着被正电子核素标记的药物。"符合事件"的多少由药物在局部的密集程度决定。这样,PET 就能够对体内放射性标记药物的分布进行准确的定位和定量,再经过计算机重建,即可获得三维的人体 PET 图像。

通过将^{11}C、^{13}N、^{15}O、^{18}F 等核素标记在人体所需营养物质(如葡萄糖、氨基酸、水、氧等)或药物上,PET 可以从体外无创、定量、动态地观察这些物质进入人体后的生理、生化变化,从分子水平洞察代谢物或药物在正常人或患者体内的分布和活动。因此,PET 图像反映的是用发射正电子的核素标记的药物在体内的生理和生化分布,以及随时间的变化。通过使用不同的药物,可以测量组织的葡萄糖代谢活性、蛋白质合成速率以及受体的密度和分布等。因此,PET 也被称为"活体生化显像"。

(二)优势

PET 的主要优势在于能够在体外无创地"看到"活体内生理的和病理的生化过程,这对研究生命现象的本质和各种疾病发生、发展的机制非常有用。在临床上,特别适用于在没有形态学改变之前,早期诊断疾病、发现亚临床病变及早期、准确地评价治疗效果等。PET 药物是人体内源性代谢物或类似物,可以用碳、氮和氧等人体组成元素标记,符合生理,能够准确地反映生物体(包括人体)的生化改变,并能对生化过程进行准确的定量分析。PET 采用光子准直和符合探测技术,使空间定位、探测灵敏度大大提高,图像清晰、诊断准确率高。此外,PET 可以一次获得三维的全身图像,可发现其他检查所不能发现的问题。而且,作为一种无创的、安全的显像技术,一次全身 PET 检查的照射剂量远小于一个部位的常规 CT 检查。

(三)PET 药物

能够显示特定疾病的特异放射性标记药物的研制和开发,是拓展 PET 应用领域的最重要的环节。

^{18}F-FDG 是最常用的 PET 药物,占目前临床应用的 90％以上。^{18}F-FDG 进入组织,能像葡萄糖一样被摄取和磷酸化,但几乎不能被进一步降解或逆转返回血液,被"陷入"细胞内的^{18}F-FDG 在一定时间内相对稳定,可以用来反映组织对葡萄糖的需要量(也称利用率或代谢率)。^{18}F-FDG PET 可以用来测定大脑各功能区的代谢、判断心肌存活以及诊断多种肿瘤等。

(四)PET 的临床应用

PET 在临床上的应用,使其得到了快速的发展。它主要应用于心肌梗死诊断、肿瘤诊断、神经系统疾病诊断、受体功能成像以及脑功能定位等方面,其中在肿瘤中的应用是目前临床中的主要部分。

1.PET 在肿瘤中的应用

PET 肿瘤显像主要有下列作用:有助于异常肿块的良恶性鉴别及恶性程度的判断;肿瘤病程的分期及患者预后的评价;临床治疗效果的评价与肿瘤耐药的探讨;鉴别肿瘤治疗后残存组织的性质,即局部病灶已坏死或仍有存活的肿瘤;肿瘤复发的早期判断及复发或转移诊断和转移病灶定位及组织活检部位的选择。

2.PET 在神经系统中的应用

(1)局部氧耗量的减低与葡萄糖代谢率的增加是脑恶性肿瘤的重要表现形式。^{18}F-FDG PET 显像结果对脑肿瘤的病理分型,良恶性的鉴别和分级、分期,肿瘤复发和放疗、化疗坏死的鉴别等有重要价值。

(2)PET 还可用来研究脑缺血和梗死时的一些参数,如局部脑血流量、局部脑氧代谢、氧摄取分数和局部脑血容量等血流代谢定量指标,从而为脑血管病的早期诊断、及时治疗和预后评估等方面提供依据。

（3）PET 显像不仅能发现癫痫患者的发作灶，为手术切除提供定位，而且还能探讨癫痫发作的机制。应用受体显像可以研究脑功能化学机制的变化，为精神分裂症、早老性痴呆等疾病的早期诊断提供客观依据。

3.PET 在心脏病中的应用

可进行心肌血流灌注、心肌葡萄糖代谢、心肌脂肪酸代谢、心肌神经受体等方面的显像。它们是利用经正电子核素标记的显像剂在心肌灌注或标记的葡萄糖、脂肪酸等物质在心肌中的分布值与心肌代谢时局部血流量和物质摄取不同而进行的动态显像，对冠状动脉粥样硬化性心脏病诊断、心肌梗死范围和大小的测定、心肌缺血、心肌病的研究评价及手术后疗效评价等都有极准确的诊断，是目前其他显像手段无法达到的高准确性、高定量性显像。

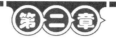

医学影像检查方法

第一节　影像检查方法的优选原则

　　各种检查方法都有它的优势与不足,不是一种检查就能对人体所有器官的疾病作出诊断,并且一种检查方法是不可能取代另一种检查方法,它们是相辅相成、相互补充和印证的。这就要求每一位临床医师能够合理正确地使用各种检查方法,不以检查方法的价格高低为标准来衡量好坏,应根据患者的具体情况,在正确的诊断思维前提下,遵循安全、准确、简便、经济的原则,先易后难、先简后繁、先廉后贵,避免重复,以最有利于患者的诊断来选择检查方法。

一、中枢神经系统

　　MRI 是目前检查中枢神经系统的最好方法,尤其是对颅脑,可清晰地显示其解剖结构,确定或排除绝大多数疾病,MRI 中的弥散成像可发现 2 小时内的超急性脑梗死,这对患者的早期治疗和预后有很重要的意义。但 MRI 对急性出血和骨性结构显示不如 CT,因此急性脑出血和颅脑外伤应首选 CT,它可清晰显示颅内出血、颅骨骨折及硬膜内外出血等情况。

二、呼吸系统

　　普通 X 线平片是呼吸系统的首选检查方法,尤其是数字化摄影技术的不断改进,已能发现直径为 2 mm 以上的结节,但仍然存在重叠和心脏遮挡。因此,CT 检查在呼吸系统中具有绝对的优势,不但可以了解病变的内部结构,还可以发现心影后的隐匿性病灶,并可对病变进行定性。MRI 较少用于肺部病变,对纵隔病变可以选择运用。

三、循环系统

彩色多普勒超声是心脏病变的首选方法,在先天性心脏病和瓣膜疾病的诊断上有很高的价值,可显示局部血管病变,但不能显示血管全貌。多层螺旋 CT,尤其是 64 层以上,在冠状动脉狭窄的预测上几乎可以和冠状动脉造影相媲美。MRI 是无须对比剂便可通过血液流空效应来对心脏疾病进行定性诊断的方法,是一种显示心脏形态、功能及代谢的综合性影像手段。心血管造影检查可以观察到心脏内部解剖结构、运动及血流状态,是一种有创性检查,目前主要是冠状动脉粥样硬化性心脏病外科和介入治疗适应证的选择。

四、消化系统

钡餐造影是消化道的最佳检查方法,它能观察消化道腔内和邻近组织的情况,气钡双重造影可发现微小病变和早期病变。CT 和 MRI 主要用于观察病变周围情况及是否有远处转移,对腹部恶性肿瘤进行临床分期和制订治疗方法。急腹症常规使用腹部平片,但对于肠梗阻、胃肠穿孔所致的全腹膜炎可行 CT 检查。

对于肝、胆、脾、胰来说,超声是首选的方法,适合对疾病进行普查、筛查和追踪观察。CT 具有优良的组织分辨率和清晰的解剖学图像,特别是螺旋 CT 的快速发展,使它在肝、胆、脾、胰疾病的诊断和鉴别诊断中起主导作用,与超声相比能对绝大多数疾病作出正确的诊断。MRI 除可提供优异的解剖图像外,还可根据信号特征分析病变性质,故常用于超声和 CT 鉴别诊断困难的病例。在显示胆管和胰管梗阻时,由于 MR 水成像的出现,使 MRI 明显优于超声和 CT。血管造影仅用于某些疾病的鉴别诊断和腹部肿瘤的介入治疗。

五、泌尿、生殖系统

腹部平片仅用于显示泌尿系统阳性结石,肾排泄造影既可显示肾盂输尿管系统的解剖形态,又能判断肾排泄功能,故较常用。MR 水成像能较好地显示泌尿系统形态。MR 对子宫、前列腺恶性肿瘤的诊断及鉴别诊断有较高的价值,尤其是对发现早期病变有效,对肿瘤分期方面优于其他检查手段。

六、乳腺

钼靶 X 线摄影和超声是检查乳腺的常用方法,二者结合可对大多数乳腺疾病作出定性诊断,尤其是钼靶 X 线摄影是乳腺癌普查的最佳方法。MRI 扫描尤其是增强扫描有助于区分乳腺的良恶性疾病。

七、骨骼、关节、肌肉系统

骨骼系统主要首选 X 线和 CT 检查,不仅可显示病变的范围和程度,还能作出定性诊断。尤其是 3DCT 能多方位显示骨关节结构的空间关系,是用于 X 线检查后的首选方法。MR 在显示关节及软组织方面明显优于 CT,但在显示骨化和钙化方面不及 CT 和 X 线平片。超声在显示软组织病变和骨关节脱位方面有一定的优势,但分辨率不及 CT 和 MRI,缺乏特异性。血管造影仅用于骨关节及软组织恶性肿瘤的介入治疗。

八、头颈部和五官系统

由于这些部位解剖结构复杂,MR 和 CT 均能较好地显示其病变及与周围正常结构的关系。MR 因其有较高的软组织分辨率,对软组织及颈部病变诊断有一定的优势,但对骨性结构显示不如 CT。HRCT 可清晰显示中耳、内耳的细微结构,对先天性畸形、外伤的诊断有特殊价值。MRA 和 CTA 可显示头颈部血管性病变及肿瘤侵犯的血管。

总之,在各个系统疾病的诊断中,各种检查技术应合理地相互结合、相互渗透,突出优势,最大限度地服务于临床。

第二节　影像图像阅读的原则

利用影像检查诊断疾病时,应避免主观片面的思维方式,养成客观分析的习惯。一般应掌握 16 字原则,即全面观察、具体分析、结合临床、综合诊断。

一、全面观察

通过全面细致的观察,并结合临床表现,发现病变并着重分析病变区。在观察中,应用解剖学、生理学知识和各种影像方法、成像基础知识辨认出异常,并防止遗漏微小病变。

二、具体分析

运用病理学等方面的知识,进一步分析异常表现所代表的病理意义。分析时应注意下列各点。

（一）病变的位置及分布

某些疾病有一定的好发部位，例如在肺尖好发结核，肺底好发肺炎；在颅内桥小脑角区多见听神经瘤，脑凸面多发脑膜瘤。

（二）病变的数目及形态、大小

肺内炎症多为片状或斑片状影；肺内单发球形病灶，直径 3 cm 以上者多为肿瘤，小于 3 cm 者多为结核瘤和炎性假瘤。肺内多发结节形病灶多为转移所致。

（三）病变的边缘

边缘清晰者，多为慢性炎症、良性肿瘤或病变愈合期。恶性肿瘤、急性炎症和病变进展阶段多模糊。

（四）病变的密度

病变组织的密度可高于或低于正常组织，肺内普遍低密度可为肺气肿，局部低密度为肺大疱，密度增高为肺实变或占位病变。

（五）周围情况

一般肺野密度增高，若纵隔向健侧移位代表胸腔积液，向患侧移位代表肺不张或肺纤维化等。

（六）功能变化

心搏增强多见于左向右分流的心脏病，减弱多见于心力衰竭和心包炎。

（七）发展情况

肺内渗出性病灶，2～3 天吸收多为肺水肿，15～30 天吸收多为肺炎。

三、结合临床

与临床上疾病存在的"异病同征和同病异征"一样，影像学诊断中也存在着"异病同征和同病异征"的现象，为了鉴别疾病，就必须结合临床症状、体征、实验室检查和其他辅助检查进行分析，尤其是应注意以下各点。

（1）现病史和既往史：两下肺渗出性病灶，既往反复咳嗽及脓（血）痰，多考虑支气管扩张继发感染；既往健康，病史短，多考虑支气管肺炎。

（2）年龄和性别：肝癌好发于男性，而肝海绵状血管瘤好发于女性；肺门部肿块及儿童患者多考虑结核，老年患者多考虑恶性肿瘤。

（3）居住地区：某些地区存在流行病和地方病。如内蒙古牧区有棘球蚴病等。

（4）职业病史：粉尘接触者常会患肺尘埃沉着病等。

（5）临床体征：骨折摩擦音对诊断骨折帮助很大等。

（6）结合其他检查：如化验、活检、支气管镜检查等，能有效地提高诊断正确率。

（7）疗效观察：肺内团片状阴影，正规治疗后吸收多考虑炎症；逐渐增大，多考虑恶性肿瘤。

四、综合诊断

经过全面观察、具体分析和结合临床后，根据各种影像检查的结果，综合作出影像诊断。

（一）考虑影像检查技术的互补性

现代影像检查技术多种多样，相互之间具有互补性，在很多情况下一种检查不能取代另一种检查，有时同时需要两三种检查，提供的信息互相补充、互相参照、互相对比，从多方位、多角度反映疾病的本质，因此在各种影像资料的综合分析判断下，按照由影像分析所推断的基本病变的疾病谱和概率分布，结合临床资料，做出初步结论，对于有关相似的疾病提出鉴别诊断和进一步相关检查的意见。

（二）在诊断时要考虑下面几个关系

（1）常见病、多发病与少见病的关系：应先考虑常见病和多发病，后考虑少见病和罕见病，还要考虑不同地区不同人群的疾病谱情况，以免误诊。

（2）单一诊断和多个诊断的关系：要尽量用一种疾病来解释影像，即"一元论"原则，但当用一种疾病难以解释时，应考虑多种疾病并存的可能。

（3）功能性疾病和器质性疾病的关系：首先要分清是功能性病变还是器质性病变，当二者共存时，功能性病变可能掩盖器质性病变，尤以消化道病变多见。诊断时应尽可能排除功能性病变，千万不能轻易诊断为功能性疾病。

（三）所得影像诊断有 3 种

（1）肯定性诊断：影像诊断在临床资料齐全，疾病本身影像学表现有特异征象时，可以确诊。

（2）否定性诊断：经过影像诊断，排除了某些疾病，但应注意它有一定的限度，尤其应注意检查方法的选择和影像检查的限度。

（3）可能性诊断：通过对获得的影像信息的分析，不能确定病变的性质，而是提出几种病变的可能。应再选用其他影像学检查、内镜、实验室检查乃至穿刺活检或治疗后观察等方法解决诊断。

第三节　影像图像分析的步骤

一、了解病史及检查资料

分析影像图像之前，应了解病史和其他相关检查资料，使得阅片既全面又有重点，利于影像诊断。

二、了解检查方法

应明确不同影像检查的成像原理、图像特点、优势和限度，明确不同的检查方法是否能满足诊断要求。

三、观察分析图像

观察分析图像时，应熟悉正常解剖和常见变异。阅片时要全面系统地观察，按一定顺序进行，防止遗漏病变，同时注意患侧与健侧的对比观察，并要进行不同时间检查的影像对比观察。

四、综合诊断

根据影响分析的结果，密切结合临床表现和其他检查，应尽量做到"四定"，即定位、定量、定性与定期。定位是根据系统解剖和断面解剖的基础知识，对病变做出比较正确的定位，并正确地估计病变侵犯的范围或程度；定量是指能较为准确地判断病变的大小，如出血量等；定性是根据病变的影像学表现来区分良恶性；定期是根据病变的影像学表现，判断恶性肿瘤是否有转移，用来指导临床治疗。

如果"四定"诊断确实困难，可根据病情建议患者复查或进行某种治疗后复检，亦可建议患者再进行其他实验或影像学检查，如有必要还可建议患者做活检或外科探查。

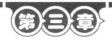

呼吸系统疾病影像诊断

第一节 常用影像检查方法

呼吸系统的影像学检查方法主要有 X 线检查、CT 检查、MRI 检查、血管造影及介入放射学检查、核素检查、正电子发射计算机体层显像仪检查等。在检查、诊断呼吸系统疾病时,恰当地选择影像学检查方法十分重要。

一、X 线检查

包括 X 线透视、摄片、CR、DR、体层摄影、支气管造影等。

(一)X 线透视

该检查虽然操作简单、费用低廉,可进行多方位及器官运动的观察,但由于空间分辨率低和辐射剂量较大等原因,目前已经不再用于胸部疾病的检查。

(二)摄片

摄片指非数字化的模拟成像方法,可显示大部分呼吸系统疾病,价格较低,常用于呼吸系统疾病的筛查。其中正位(后前位)、侧位是胸部最常用的投照体位;前弓位投照多用于观察肺尖病变,目前很少应用。

(三)CR、DR

作为数字化 X 线成像技术,在许多医院逐步替代了普通 X 线摄片。常见体位与摄片相同。尽管图像清晰度有所提高,但结构重叠与微小病灶显示能力较低,临床应用呈逐渐减少趋势。

(四)体层摄影

既往主要用于观察肺内病灶及气管支气管病变,目前已经淘汰。

(五)支气管造影

既往主要用于观察和诊断支气管病变,目前很少应用。

二、CT 检查

胸部 CT 是呼吸系统疾病最常应用和最有效的影像学检查方法。

(一)扫描技术与参数

1.扫描范围

从肺尖至肋膈角,原则上包括双侧肾上腺。

2.窗宽与窗位

窗宽:肺窗采用 1 000～2 000 HU,纵隔窗采用 300～500 HU。

窗位:肺窗采用－800～－500 HU,纵隔窗采用 30～50 HU。

3.常规扫描与 HRCT

常规扫描采用层厚 5～10 mm,螺距 1.5。HRCT 采用层厚 1～2 mm,螺距 1.5。

(二)平扫

1.常规扫描

用于检查呼吸系统常见疾病。

2.特殊检查方法

(1)HRCT:能够清晰地显示肺内细微结构,用于观察诊断弥漫性病变(间质病变、肺泡病变、结节病变)、支气管扩张、肺结节与肿块。

(2)病灶容积显示及多平面重建:层厚 0.5～2 mm。能够多平面、多角度、立体显示肺内病灶的轮廓(分叶征等)及与周围结构(胸膜凹陷征、小血管和小支气管等)的关系,能够计算病灶倍增时间,进行随诊观察。用于观察诊断肺内结节与肿块等。

(3)气管支气管的多平面重建、CT 仿真内镜:层厚 0.5～2 mm。能够显示气管及较大支气管,具有无创性、简便易行等优点,但特异性、敏感性低,容易形态失真,目前一般不用于对细支气管的检查。可用于观察诊断气管支气管病变,评价支气管内支架的疗效。

(4)CT 肺功能成像:既显示肺的形态学变化,又能定量检测肺功能。用于诊断肺气肿,评估肺减容术的疗效等。

(5)低剂量 CT(low-dose CT,LDCT):除管电流管电压外,其他扫描参数同常规扫描。目前主要用于肺癌筛查。

(三)增强扫描

1.增强扫描

从肘静脉手推或用高压注射器注入对比剂(浓度 300 mg/mL 的非离子型碘剂 100 mL)进行胸部增强扫描。用于鉴别肺门周围的血管断面与肺内病灶,鉴别肺门或纵隔淋巴结与血管断面,判断胸部大血管受累情况。

2.动态增强扫描

在注射对比剂后,对某一选定层面在设定的时间范围内进行连续扫描。对孤立肺结节的定性诊断有一定辅助作用。

3.肺血管 CTA

能够显示肺动脉及其大分支。用于诊断肺血管病变(肺动脉栓塞等),判断胸部大血管受累情况。

4.CT 灌注成像

用于肺结节的鉴别诊断。目前尚处于临床研究阶段。

(四)CT 引导下肺穿刺活组织检查

CT 引导下肺穿刺活组织检查可用于肺内病变的定性诊断,但有假阴性出现,肺癌患者可能出现穿刺道转移的风险。

三、MRI

呼吸系统的 MRI 检查应采用呼吸门控或平静浅呼吸进行扫描以减少呼吸运动的影响。扫描范围从肺尖到肺底,横轴位为主,依据病情加扫冠状位、矢状位。

肺实质的成像一般包括 T_1WI、T_2WI 及质子密度加权像,使用钆喷酸葡胺作为对比剂的 T_1WI 增强扫描应用相对较少。

(一)胸部平扫

不用于检查肺内微小病变或弥漫性疾病,常用于鉴别肺门周围的肺结节与血管断面,鉴别肺门纵隔淋巴结与血管断面,判断胸部大血管受累情况,诊断纵隔内病变。

(二)特殊检查方法

1.肺血管的 MRA

用于检查近段肺动脉病变。

2.肺脏 MRI 功能成像

尚处于研究阶段。MRI 灌注成像可用于观察诊断肺动脉栓塞、肺气肿、孤立肺结节。MRI通气成像可用于观察诊断肺气肿、肺弥漫性间质病、肺癌、肺动脉栓塞等。

四、DSA

分为选择性支气管动脉 DSA、选择性肺动脉 DSA、选择性胸壁动脉 DSA。诊断与治疗功能兼备。目前主要用于：①肺内血管性疾病的诊断或术前了解肺内血管状况，不作为其他呼吸系统疾病的主要诊断手段；②咯血患者术前确定出血部位或进行栓塞止血治疗；③肺癌做支气管动脉灌注化疗。

五、放射性核素检查

肺通气-灌注显像是诊断肺血栓栓塞症的首选方法，还可用于诊断 COPD 等疾病，测定肺肿瘤或肺气肿、肺大疱的术前肺功能。生长抑素受体显像可用于检查诊断神经内分泌肿瘤。

六、正电子发射计算机体层显像仪

正电子发射计算机体层显像仪可通过显示肺内病变（结节、肿块）的代谢活性进行病变良恶性判断。用于肺结节或肿块的良恶性诊断、肺癌的分期、肺癌的疗效评估及复发判断等。但对于肺部磨玻璃样小结节可出现假阴性结果；另外，检查费用昂贵。

第二节　慢性阻塞性肺疾病

慢性阻塞性肺疾病（chronic obstructive pulmonary disease，COPD）是一组气流受限的常见肺部疾病。该病气流受限不完全可逆、呈进行性发展，但可以预防和治疗。其患病人数多，病死率高（居全球死亡原因的第 4 位），已成为一个重要的公共卫生问题。COPD 的确切病因尚不清楚，但认为与肺部对烟雾等有害气体或有害颗粒的异常炎症反应有关，这些反应受个体易感因素及环境因素的互相作用。某些遗传因素、支气管哮喘、环境因素、炎症反应、肺部的蛋白酶和抗蛋白酶失衡、氧化与抗氧化失衡及自主神经系统功能紊乱（如胆碱能神经受体分布异常）等在 COPD 发病中起一定作用。

COPD 的病理学改变主要为慢性支气管炎及肺气肿的病理变化，存在于中央气道、外周气道、肺实质和肺的血管系统。临床起病缓慢、病程较长。临床上主要症状包括慢性咳嗽、咳痰、气短或呼吸困难、喘息和胸闷及病情较重患者可能会发生的全身性症状,如体重下降、食欲减退、外周肌肉萎缩和功能障碍、精神抑郁和(或)焦虑等。肺功能检查是判断气流受限的客观指标,对 COPD 的诊断、严重程度评价、疾病进展、预后及治疗反应等均有重要意义。

一、影像检查方法的选择与比较

胸部 X 线检查对确定肺部并发症及与其他疾病(如肺间质纤维化、肺结核等)鉴别有重要意义。CT 检查一般不作为常规检查,但鉴别诊断较有效,HRCT 能有效观察支气管病变及其继发肺部表现;能直接显示肺的破坏区域,CT 可以估计肺气肿的范围及程度,还可以根据病变与肺小叶的关系对较早期的肺气肿进行分型。

二、影像表现

(一)X 线表现

早期 COPD 胸部 X 线平片可无明显变化,以后出现肺纹理增多、紊乱等非特征性改变。COPD 的主要 X 线征象是肺气肿,胸部 X 线平片上主要表现为肺过度充气及心血管改变(图 3-1)。肺过度充气可表现为容积增大、肺野透亮度增高、胸廓前后径加大、肋间隙增宽、肋骨走向变平以及横膈位置低平等,有时可见肺大疱形成。心血管改变表现为心脏悬垂狭长,肺门血管纹理呈残根状,肺野外周血管纹理纤细稀少等。并发肺动脉高压和肺源性心脏病时,除右心增大的 X 线征象外,还可有肺动脉圆锥膨隆,肺门血管影扩大及右下肺动脉增粗等。

(二)CT 表现

1.刀鞘状气管

刀鞘状气管见于胸段气管。气管横截面图像呈现矢状径明显增大而冠状径变小,冠状径与矢状径之比在 0.5 以下。此征缺乏特异性,亦可见于其他慢性阻塞性肺疾病,是由于长期肺气肿胸腔内压力增高、气管两侧壁受挤压所致。

2.支气管壁改变

(1)支气管壁增厚:管腔不同程度的狭窄或扩张,多见于两肺下部的中、小支气管,以 HRCT 显示较好。炎性增厚的支气管壁表现为支气管走行部位相互平行的线状影,即轨道征。若与扫描层面垂直,横轴位上表现为环状。支气管扩张以轻度柱状扩张多见,管壁增厚,管腔横径大于伴行的肺动脉。HRCT 可以观察到支气管壁增厚,但可靠性不定,因为支气管壁增厚也可见于无呼吸道症状的人群。

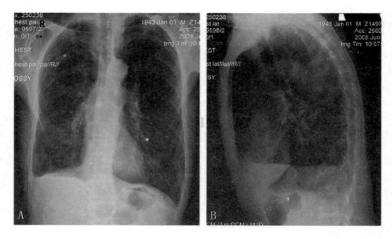

图 3-1 慢性阻塞性肺疾病肺气肿征象

胸廓呈桶状,肋间隙增宽,肺野透亮度增高,横膈位置低平,心脏
悬垂狭长,肺门血管纹理呈残根状,肺野外周血管纹理纤细稀少

(2)支气管壁溃疡和憩室:急性期 COPD 患者支气管壁可以出现溃疡和憩室(图 3-2),CT 表现为支气管壁不光整或局限性内陷。

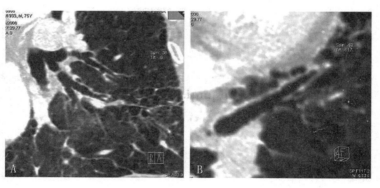

图 3-2 慢性阻塞性肺疾病溃疡和憩室征象

薄层 CT 显示细支气管壁毛糙、增厚,可见多处溃疡及憩室形成

(3)马赛克征:HRCT 上出现不规则补丁状或地图状高密度和低密度相间的阴影,以呼气末期扫描更易显示。高密度区为通气正常、血液灌注较多的区域;低密度区为通气不良、空气潴留和血液灌注较少的区域。有时可见细支气管壁毛糙、增厚,可见多处溃疡及憩室形成,相应肺动脉变细,呈马赛克样表现,称

马赛克征(图 3-3)。支气管病变引起支气管狭窄、阻塞造成局部空气潴留和通气不良,造成病变区肺组织反射性低灌注,导致肺循环的血液再分配到通气正常的区域内。常为肺段或小叶分布,此征象为非特异性,其他阻塞性肺疾病也可以出现。

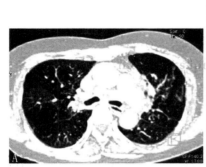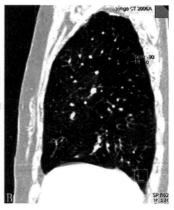

图 3-3 慢性阻塞性肺疾病马赛克征

HRCT 上出现不规则补丁状或地图状高密度和低密度相间的阴影

(4)肺气肿征:表现为无壁的囊状低密度区,根据小叶分布特点可分为小叶中心型、全小叶型和间隔旁型肺气肿。①小叶中央型肺气肿:CT 表现为肺内直径>10 mm 的局限性囊样病变,部分病灶融合呈簇状,通常没有可辨别的壁,周围为正常或基本正常的肺组织(图 3-4),HRCT 显示较清晰。重度肺气肿时破坏区融合,病灶在小叶中心分布,病变广泛,周围缺乏正常肺组织作为密度对比,此时,可表现为血管纹理稀疏(图 3-5)。②全小叶型肺气肿:CT 表现为较弥漫的肺低密度区,多发融合的囊状病变无明确边界。病变区域内肺血管纹理稀疏、扭曲、断裂,周围几乎无正常肺组织,形成弥漫性的"简化肺结构"(图 3-6),即病变区仅剩下由血管、小叶间隔和支气管等肺内支持结构,容易和正常肺实质区分。病变往往以肺下叶较严重。③间隔旁型肺气肿:CT 表现为肺野外带胸膜下或叶间裂胸膜下灶性分布的低密度灶,可有薄壁,其间隔形成与胸膜垂直的细线状影(图 3-7)。间隔旁型肺气肿可散在分布于其他正常肺结构内,也可与小叶中央型和全小叶型肺气肿共存(图 3-8)。肺大疱常作为间隔旁型肺气肿的一种表现,但也可以出现在各型肺气肿中有时单独存在,青年人多见。CT 主要表现位于胸膜下,直径>2 cm 的局限性低密度区,常可见薄壁,壁薄<1 mm(图 3-9)。

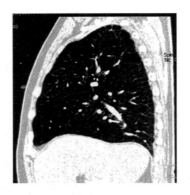

图 3-4　小叶中央型肺气肿

CT 表现为肺内多处密度降低的局限性囊样病变,部分病

灶融合呈簇状,没有可辨别的壁,其周围肺组织基本正常

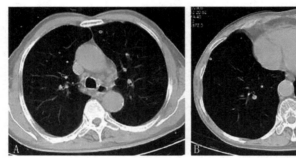
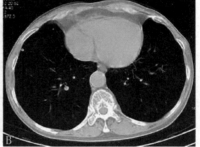

图 3-5　重度小叶中央型肺气肿

CT 表现为广泛囊状病变,周围缺乏正常肺组织,血管纹理稀疏成为主要表现

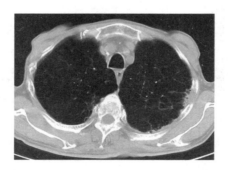

图 3-6　全小叶型肺气肿

CT 表现为弥漫的肺密度降低区,多发融合的囊状病变无明确边界

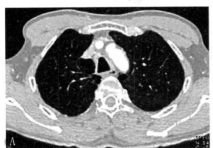
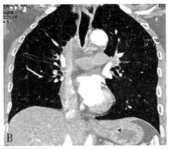

图 3-7 间隔旁型肺气肿

CT 表现为肺野外带胸膜下或叶间裂胸膜下灶性分布的
低密度灶,可有薄壁,其间隔形成与胸膜垂直的细线状影

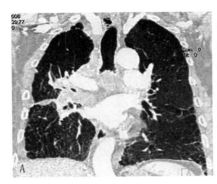
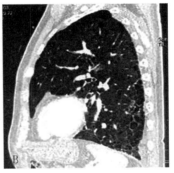

图 3-8 间隔旁型肺气肿与小叶中央型肺气肿共存

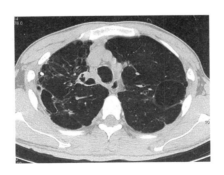

图 3-9 肺大疱形成

  COPD 胸部 X 线平片和 CT 表现均非特异性,上述征象可见于各种阻塞性
小气道病变中。其诊断更多依赖于临床及肺功能检查,当慢性支气管炎、肺气肿
患者肺功能检查出现气流受限,并且不能完全可逆时,则可诊断为 COPD。如只

有慢性支气管炎和(或)肺气肿,而无气流受限,则不能诊断为 COPD。一些已知病因或具有特征病理表现的气流受限疾病,如支气管扩张症、肺结核纤维化病变、肺囊性纤维化、弥漫性细支气管炎以及闭塞性细支气管炎等,均不属于COPD。胸部 X 线平片和 CT 更多用于鉴别诊断。

(三)鉴别诊断

影像学上,COPD 应与支气管哮喘、支气管扩张症、闭塞性细支气管炎和弥漫性细支气管炎等鉴别。与支气管哮喘的鉴别有时存在一定困难,COPD 多于中年后起病,哮喘则多在儿童或青少年期起病;COPD 症状缓慢进展,逐渐加重,哮喘则症状起伏大;COPD 多有长期吸烟史或与有害气体、颗粒接触史,哮喘则常伴过敏体质、过敏性鼻炎和(或)湿疹等,部分患者有哮喘家族史;COPD 时气流受限基本为不可逆性,哮喘时则多为可逆性。然而,部分病程长的哮喘患者已发生气道重塑,气流受限不能完全逆转;而少数 COPD 患者伴有气道高反应性,气流受限部分可逆。此时应根据临床及实验室所见全面分析,必要时做支气管舒张试验和(或)呼气流量峰值(PEF)昼夜变异率来进行鉴别。在少部分患者中这两种疾病可以重叠存在。

第三节　肺　炎

肺炎的发病率和病死率高,以细菌性肺炎最为常见。按解剖学可分为大叶性肺炎、小叶性肺炎和间质性肺炎等。肺炎的主要症状是发热、咳嗽、咯血及胸痛。实验室检查通常示白细胞计数升高,血沉加快。临床治疗主要为抗感染、对症支持和并发症的处理。

一、大叶性肺炎

大叶性肺炎为细菌引起的急性肺部炎症,多见于青壮年,主要致病菌为肺炎链球菌,冬、春季节发病较多。大叶性肺炎的炎性渗出主要在肺泡,病理改变可分为 4 期:①充血期;②红色肝样变期;③灰色肝样变期;④消散期。临床上起病急,以突然高热、恶寒、胸痛、咳嗽、咳铁锈色痰为临床特征。

(一)影像检查方法的选择与比较

X 线检查是大叶性肺炎的首选检查方法,具有简便、快速、经济等优点,但对早期病变不敏感。CT 用于大叶性肺炎检查的目的如下。①发现空洞:对于临床及 X 线已确诊的大叶性肺炎,CT 检查可以明确病变是否有肺脓肿形成;②鉴别诊断:有些吸收较慢的大叶性肺炎需与肺癌合并肺炎或肺癌合并肺不张鉴别,或与肺结核鉴别时,通常应用 CT 检查进一步了解病变的内部和病变的周边部改变,为鉴别诊断提供更多的信息;③早期发现病变:显示肺内早期改变较 X 线敏感,可发现散在磨玻璃样改变,局部肺纹理增多。

(二)影像表现

1.X 线表现

通常较临床症状出现晚。充血期常无异常发现,仅可见局限性肺纹理增强、肺透亮度降低或磨玻璃样阴影。实变期(包括红色肝样变期及灰色肝样变期),表现为密度均匀的致密阴影,形态与肺叶或肺段的轮廓相符合(图 3-10)。病变区的肺血管影通常被遮盖而难以显示,有时致密阴影内见透亮的支气管影,称空气支气管征或支气管气相。病变靠近叶间裂或胸膜的一侧显示有鲜明平直的界限,而在其他部分则表现为模糊不清,外围阴影逐渐变淡。近年来,由于抗生素的广泛应用,往往使大叶性肺炎的发展被抑制,因而失去其典型的临床及 X 线表现,病变多局限在肺叶的某一部分或某一肺段。消散期则表现为实变阴影的密度逐渐不均匀性降低、范围缩小,使病变呈散在、大小不一和分布不规则的斑片状阴影,进一步吸收后病变区出现条索状阴影,其后逐渐恢复正常。一般多在 2 周内吸收,有的可延迟 1～2 个月吸收。临床症状减轻一般比阴影消失早。在与病变邻接的叶间裂处可遗留有增厚的胸膜影。少数病例可演变为机化性肺炎。

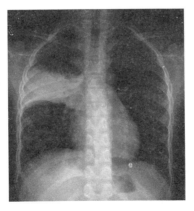

图 3-10　大叶性肺炎实变期

胸部正位显示右肺上叶均匀高密度阴影,上缘模糊,下缘与水平裂走行一致,边界清晰

2.CT 表现

包括:①病变多以肺叶或肺段分布,少部分呈球形肺炎改变;②病变中可见空气支气管征,支气管多无狭窄或阻塞(图 3-11);③病变密度均匀,边缘平直,边界模糊或清晰;④实变的肺叶体积通常与正常时相等或略小;⑤消散期病变呈散在的、大小不一的斑片状阴影,进一步吸收仅见条索状阴影或病灶完全消失。

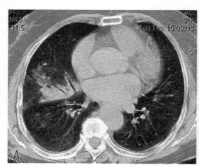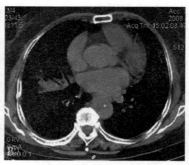

图 3-11　大叶性肺炎

CT 平扫肺窗 A 和纵隔窗 B 示右肺中叶均匀高密度阴影,前缘
模糊,后缘与斜裂走行一致,边界清晰,其内可见空气支气管征

(三)鉴别诊断

大叶性肺炎患者临床症状较典型,实变期的影像学表现亦较典型,所以诊断一般不难。胸部 X 线平片上,大叶性肺炎实变期可误诊为大叶性干酪性肺炎、肺不张、肺硬变及肺炎型肺癌。如位于上叶的大叶性肺炎消散期往往易与肺结核的表现相混淆;位于下叶者易误诊为支气管肺炎。亚肺段病变范围小且位于肺叶中部时,则仅表现为一片渗出性病变的阴影,中央密度较高,周围模糊不规则,和局限性融合的支气管肺炎或节段性支原体肺炎相似,有时在形态上不易区别。在诊断大叶性肺炎时,需结合临床症状、病史和实验室检查方可作出正确诊断,减少误诊。

二、支气管肺炎

支气管肺炎又称小叶性肺炎,常见的致病菌为链球菌、金黄色葡萄球菌和肺炎克雷伯杆菌等。支气管肺炎多见于婴幼儿、老年人和极度衰弱的患者,或为手术后的并发症。支气管肺炎以小叶支气管为中心,经过终末细支气管延及肺泡,在支气管和肺泡内产生炎性渗出物。临床表现较重,多有高热、咳嗽、咳泡沫样黏痰或脓痰,并伴有呼吸困难、发绀及胸痛等;胸部听诊有中、小水泡音。极度衰弱的老年患者,因机体反应性低,体温可不升高,白细胞计数也可不增多。

(一)影像检查方法选择与比较

X线检查是支气管肺炎的首选方法,由于支气管肺炎多见于婴幼儿和极度衰弱的患者,所以常采用仰卧前后位,CT检查常用于X线检查诊断不明确或无阳性发现的患者。

(二)影像表现

1.X线表现

如:①肺纹理增粗是病原菌引起的支气管肺炎和支气管周围炎的表现,X线表现为肺纹理增粗,边缘模糊。②斑片状阴影,沿支气管分布的斑点状或斑片状密度增高阴影,边缘模糊不清(如图3-12),直径6~8 mm者为腺泡肺泡炎;直径10~25 mm者为小叶肺泡炎;大片状病变为多数小叶肺泡炎相互重叠影像,密度多不均匀。病灶多见于两肺中下野的内、中带,肺叶后部病变较前部多。一般在1~2周可吸收。③空洞,以金黄色葡萄球菌及链球菌引起的支气管肺炎多见,肺炎坏死液化形成空洞,表现为斑片状阴影中环形透亮影,有时可见肺气囊,为引流支气管因炎症不完全阻塞而形成活瓣致空洞内气体逐渐增多膨大。④肺气肿、肺不张,支气管炎性阻塞,可引起小叶性或节段性肺气肿或肺不张,可表现为两肺透亮度增高或三角形致密影,常见于小儿支气管肺炎。⑤胸膜改变,肺炎累及胸膜时,X线可表现为数量不等的胸腔积液或胸膜增厚。

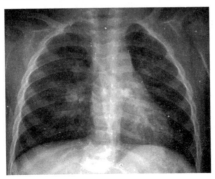

图 3-12　支气管肺炎

胸部正位显示沿右下肺纹理分布散在斑点
状或斑片状密度增高阴影,边界模糊不清

2.CT表现

外源性变应性肺泡炎时表现为肺野内的小结节影,边缘模糊,病变位于肺野外带时可呈"树芽征"。病变发展,病灶融合成分散的小片状实变影,或融合成大片状阴影,边缘不清,两下肺明显。小片状实变影的周围,常伴阻塞性肺气肿或肺不张,阻塞性肺不张的邻近肺野可见代偿性肺气肿表现。局限性肺不张与正常含气区域形成明显的密度对比,形成马赛克征。有的病例可出现大小不等的小空洞,也有的病例可出现胸腔积液。

(三)鉴别诊断

支气管肺炎好发于两中下肺野的内、中带,病灶沿支气管分布,呈多发散在小的斑片状形态,常合并阻塞性肺气肿或小叶性肺不张,是本病典型表现。临床多见于婴幼儿及年老体弱者。有相应的临床症状和体征,多可作出诊断。但有时易与肺结核、吸入性肺炎及肺出血相混淆,须结合临床病史、实验室及病原体学检测才能确诊。

三、间质性肺炎

间质性肺炎系肺间质的炎症,可由细菌或病毒感染所致。多见于小儿,常继发于麻疹、百日咳或流行性感冒等急性传染病。病理特征为炎症主要累及支气管和血管周围、肺泡间隔、肺泡壁、小叶间隔等肺间质,而肺泡则很少受累或不被累及。临床表现包括发热、气急、发绀、咳嗽以及鼻翼翕动等,临床症状明显而呼吸系统体征较少。在婴幼儿期,由于肺间质组织发育良好,血供丰富,而肺泡弹性组织不发达,故当间质发生炎症时,呼吸急促等缺氧症状比较显著。

(一)影像检查方法选择与比较

X线检查简便、快速,但不能发现早期间质性肺炎的改变,对疾病的诊断及预后判断也存在一定的困难,HRCT是诊断间质性肺炎最有效的影像学检查手段。

(二)影像表现

1.X线表现

如:①病变分布较广泛,多累及两侧,好发于两肺门区附近及肺下野。②病变形态,病变累及的间质部位不同,X线显示的形态亦不同,位于支气管、血管周围的间质炎症呈纤细条纹状密度增高影,边缘清晰或略模糊,其行径僵直,可数条互相交错或两条平行。位于肺门区尚可见支气管断面所致的厚壁环状影,称为"袖口征"。位于终末细支气管以下的肺间质病变显示为短条状,相互交织成网状的密度增高影,其内可见间质增厚所构成的大小均匀而分布不均匀的小结节状密度增高阴影。有时肺野内可见广泛的细小结节状影,大小一致、分布不均,但肺尖及两肺外带常不受累。③肺门改变,由于肺门周围间质的炎性浸润及肺门淋巴结炎,造成肺门阴影增大,密度增加,但结构不清,且肺门边缘轮廓模糊。增大的肺门淋巴结位于杂乱的肺门阴影之内往往不易辨认。④阻塞征象,细支气管中的炎性分泌物阻塞可引起肺气肿或肺不张,且分泌物可随咳嗽反射而移动,因此,肺气肿或肺不张的X线征象可以在不同的时间、不同的部位反复发生和消失。在婴幼儿的急性间质性肺炎中,由于细支气管的不完全性阻塞而导致广泛性的阻塞性肺气肿,表现为肺野透亮度增高。⑤吸收消散,间质性肺炎的吸收消散较肺泡炎缓慢,在消散过程中,肺内粟粒点状影首先被吸收,然后紊乱的条纹影逐渐减少而消失,肺野恢复正常肺纹理。少数病例可导致慢性肺间质纤维化或并发支气管扩张等。

2.CT 表现

应用 HRCT 检查可查出早期间质性肺炎的改变,主要表现为两肺野斑片状磨玻璃样阴影,边界相对清晰,可出现支气管血管束增粗、小叶间隔增厚、蜂窝状改变及纤维化,严重者可伴发肺气肿。

(三)鉴别诊断

诊断通常比肺泡炎困难,由于间质性肺炎主要表现为肺纹理增粗、网状及小结节状影、肺气肿,如缺乏经验或胸部X线平片质量欠佳均可能造成漏诊。同时引起间质性炎症改变的病因很多(如结缔组织疾病、肺尘埃沉着病、结节病等),影像学表现可相似,应注意鉴别。胸部X线平片上间质结节所致的粟粒状阴影须与粟粒型肺结核相鉴别,前者病变阴影分布以两肺下野的内、中带为主,肺尖和肺外带无病变存在,且粟粒状影位于网状阴影之间为其特点。后者病变阴影分布均匀一致,且遍及两侧肺野,密集的病变可将正常肺纹理掩盖以致不能明显显示。

四、放射性肺炎

放射性肺炎系因胸部接受大剂量放射线照射治疗所引起的肺部损害,发生在放射治疗后 1～9 个月。病理表现为肺泡腔内浆液纤维性渗出、透明膜形成,肺泡壁水肿增厚及肺泡和细支气管上皮脱落,后期表现为肺间质纤维化,肺泡间隔纤维组织增生。临床症状轻重与病变范围有关,范围小可无任何症状,而范围较大时可出现咳嗽、咳痰,多为干咳无痰、胸痛及气短,有时可有低热。

(一)影像检查方法选择与比较

放射性肺炎诊断必须结合临床病史,CT 较 X 线检查能发现早期的渗出性改变以及肺间质纤维化后的继发支气管扩张、间质性病变。

（二）影像表现

1.X 线表现

乳腺癌术后放射治疗所引起的放射性肺炎病灶多位于第 1～2 肋间，肺癌放射治疗后引起的放射性肺炎发生在原发病灶所在的肺叶，食管癌与恶性淋巴瘤放射治疗后引起的放射性肺炎位于两肺内带。急性期通常表现为大片状高密度阴影，密度较均匀，边缘较模糊，可有支气管气相。慢性期由于病灶纤维结缔组织增生明显，原来的大片状阴影范围缩小，病灶密度较前增高而不均匀，可见网状及纤维条索状阴影。大范围的慢性放射性肺炎体积缩小可伴纵隔向患侧移位，同侧胸膜肥厚粘连，胸廓塌陷变形，横膈抬高，支气管扭曲、扩张。

2.CT 表现

CT 表现可早于胸部 X 线平片发现病灶，表现为：①均匀一致的磨玻璃样改变，然后出现片状高密度影。局限于放射线照射的区域，多为前后走行，位于纵隔或脊柱旁（图 3-13）。②病灶呈跨叶分布。③病灶密度不均：放射性肺炎病灶内有时可见空气支气管征，增殖阶段常伴有支气管扩张改变。④病灶边缘平直，与未被照射的肺正常区域分界较清。⑤病灶体积缩小：放射性肺炎病灶的纤维结缔组织增生而使病变肺组织体积缩小，边缘呈内凹表现。

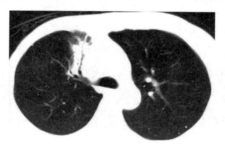

图 3-13　放射性肺炎

CT 平扫肺窗显示右肺上叶片状高密度影，局限于放射线照射的区域，为前后走行。病灶密度不均，可见空气支气管征，病灶边缘平直，与未被照射的肺正常区域分界较清

（三）鉴别诊断

放射性肺炎有明确的放射线照射治疗病史，有较特定的好发部位，病灶呈跨叶分布，边缘较平直或轻度内凹，多可作出明确的诊断。有时需与肺结核及急性肺炎、慢性肺炎、间质性肺炎和肺纤维化鉴别。CT 平扫有时难以区分放射性肺

炎与肿瘤复发,可予增强扫描。若肿瘤复发可强化,有助于鉴别。

五、肺脓肿

肺脓肿是化脓性细菌引起的肺组织化脓性炎症,可分为急性和慢性肺脓肿。按感染途径可分为 3 型。①吸入性:最常见,化脓性细菌经呼吸道吸入至远侧支气管而发病;②血源性:常继发于金黄色葡萄球菌引起的脓毒血症,病变常为多发性;③附近器官直接蔓延:如由胸壁感染、膈下脓肿或肝脓肿直接蔓延累及肺部。由于抗生素的广泛应用,发病率已明显下降。急性肺脓肿起病急,有高热、寒战、咳嗽和胸痛等症状。发病后 1 周左右可有大量脓痰咳出,有腥臭味,有时痰中带血。全身中毒症状较明显,多汗或虚汗,白细胞总数显著增多。慢性肺脓肿则以咳嗽、咯血、胸痛为主要表现,病程在 3 个月以上。

(一)影像检查方法选择与比较

典型肺脓肿患者 X 线就能做出较为正确的诊断,CT 对于肺脓肿的鉴别以及不典型肺脓肿的诊断有较大帮助。

(二)影像表现

1.X 线表现

依病变类型、病程长短、支气管引流情况、纤维组织增生程度以及有无胸膜并发症而不同。在急性化脓性炎症阶段,胸部 X 线平片呈较大片状的致密阴影,密度较均匀,边缘模糊。炎症进一步发展,由于实变中心的肺组织坏死、液化而局部密度稍降低。坏死物排出后有空气进入,则有空洞形成,在致密的炎症阴影中有透光区出现。空洞内壁光滑或高低不平,空洞中可见液平面。有时在致密的炎性浸润影中出现多个小的透光区,再融合成一个大的空洞,也可有多房性空洞,立位胸部 X 线平片示一个炎症区域内有多个高低不一的液平面。为了显示炎性阴影中的空洞,在摄片中应注意加深曝光。若引流支气管阻塞,形成张力性空洞,X 线表现为囊样透亮区,可压迫周围肺组织。有时在肺脓肿同侧的肺门或(和)纵隔可见淋巴结肿大。病变好转显示肺脓肿空洞内容物及液平面逐渐减少、消失。肺脓肿痊愈后可以不留痕迹,或留有少量的纤维条索影。若病程中坏死的肺组织多,则脓肿愈合后可见患侧肺体积缩小的表现。急性肺脓肿可伴有少量胸腔积液或肺脓肿邻近胸膜增厚,也可因肺脓肿破入胸腔而引起脓胸或脓气胸,常呈局限性。当急性肺脓肿逐渐向慢性肺脓肿过渡时,空洞外围的急性炎症被吸收,纤维组织增生,所以外缘逐渐变清楚,空洞内壁界限也更为清楚。空洞呈圆形或椭圆形,有时呈不规则形,空洞内常有液平面。若病灶经支气管播散,则在其他肺野可见炎性病灶,其中有的病灶也可坏死、液化而有空洞出现,少数空洞的引流支气管完全阻塞,致液化物滞留干涸,在胸部 X 线平片上显示为团状致密影,其中没有或只有很小的空洞。

2.CT 表现

病变早期表现为较大片状高密度阴影,可见空气支气管征。病灶坏死液化呈低密度,坏死物经支气管排出后形成空洞,其内可见液-气面或液-液面(图 3-14)。新形成的空洞内壁多不规则,慢性肺脓肿洞壁增厚,内壁清楚,但一般不规则或形成多房空洞。增强检查显示病灶内未坏死部分有不同程度的强化,而坏死区不强化。如脓肿靠近胸壁,可有明显的胸膜增厚和(或)少量的胸腔积液,有时肺脓肿可破入胸腔形成脓胸。慢性肺脓肿周围可有较广泛纤维条索影和胸膜增厚,支气管走行不规则,可有支气管扩张及肺气肿表现。

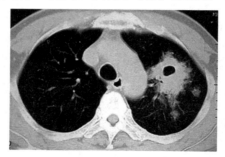

图 3-14　肺脓肿

CT 平扫肺窗显示左肺上叶大片状高密度阴影,边界模糊,病灶内可见空洞影,空洞内壁规则、清楚,周围可见散在小斑片状模糊影

血源性肺脓肿多为两肺多发散在结节状影,边缘模糊,其内液化坏死呈低密度,或出现空洞,可并发胸膜病变,以两肺下叶多见。经抗生素治疗后 2～4 周可完全吸收。

(三)鉴别诊断

肺脓肿表现为大片状致密影,中央可见局限性低密度区。随病变发展,其内可形成空洞,伴有液-气面或液-液面,洞壁内缘光滑,结合临床起病急、高热、寒战、咳脓痰或脓血痰、白细胞计数升高等表现,可诊断为急性肺脓肿。肺脓肿形成空洞之前,需与大叶性肺炎进行鉴别。大叶性肺炎按肺叶分布,肺脓肿则可跨叶分布,CT 增强检查显示中央相对低密度和强化明显的脓肿壁,有助于肺脓肿诊断。慢性肺脓肿形态不规则,洞壁较厚,应注意与结核空洞、肺癌空洞、包裹性脓胸等鉴别。结核空洞内多无气液平面,周围常有卫星病灶,同侧和(或)对侧伴有结核灶。肺癌空洞壁厚薄不均,内壁呈结节状凹凸不平,外缘可呈分叶状,常可见毛刺。鉴别诊断时应查痰找结核分枝杆菌和癌细胞,必要时进行 CT 或超声引导下穿刺活检。脓胸的脓腔内外壁一般比较规则,没有周围的小脓腔,变换体位时形态可发生变化。有时肺脓肿与继发感染的肺囊肿表现相似,后者周围无浸润或浸润很少,多无明显的症状,多发性肺脓肿需与转移瘤鉴别。

第四节　肺间质纤维化

肺间质纤维化(pulmonary fibrosis,PF)并不是一个独立的疾病,而是多种间质性肺疾病的演变结果,文献报告多达 200 多个疾病可导致肺间质纤维化。尽管每一种疾病的临床表现、实验室检查和病理学改变有各自特点,但它们具有一些共同的临床、呼吸病理生理学和胸部影像学特征。根据其发病原因不同,肺间质纤维化可分为特发性肺间质纤维化和继发性肺间质纤维化两大类。前者原因不明,后者病因明确,在此重点介绍特发性肺间质纤维化。

特发性肺纤维化(idiopathic pulmonary fibrosis,IPF)又称特发性间质性肺炎,好发年龄为 30～50 岁,男女无差别。病变局限于肺部,引起弥漫性肺纤维化,导致肺功能损害和呼吸困难。特发性肺纤维化通常隐匿起病,主要症状是干咳和劳力性气促。病变常呈进行性发展,进展速度因人而异,经过数月至数年发展为呼吸衰竭和肺心病。特发性肺纤维化临床表现无特异性,排除其他原因引起的肺间质纤维化方可诊断。诊断主要根据临床特征、胸部 X 线及 CT 表现、肺通气及弥散功能、病理活检等。肺功能检查有限制性通气功能障碍伴弥散功能下降。

一、影像检查方法的选择与比较

常规胸部 X 线平片检查是诊断的基本方法,检查的主要目的:明确胸部病变范围,病变的筛查,随访复查,并判断疗效。X 线检查的不足之处是早期肺泡炎不能显示异常,细微病灶易漏诊,对病灶的定位及定性诊断有一定困难。有些患者虽然已有一定程度的肺功能损害而有呼吸系统症状,但胸部 X 线平片上异常影像甚少,甚至表现为基本正常。另外有些病变虽然胸部 X 线平片有异常表现,但不能反映特征性的改变,需要进一步行 CT 检查。CT 能显示平片上被横膈、纵隔或心脏遮蔽的病灶,而且能明确显示病灶的形态和分布。

CT 能显示病变的特征及好发部位,对诊断很有帮助。但常规 CT 不能显示小叶水平的病变及细微的间质与结节改变。HRCT 能显示小叶间隔增厚的各自表现及细网织影与细微结节,且对磨玻璃样阴影显示比常规 CT 清楚。磨玻璃样阴影反映病变的活动性,对肺活检部位的选择有帮助。

MRI 能显示磨玻璃样改变及肺实变的情况,但显示正常的肺实质、精细的间质结构及轻度间质性病变方面比 CT 差。

二、影像表现

特发性肺纤维化的 X 线和 CT 特征性表现是以肺底和外围为主的网状和蜂窝状改变,部分可有磨玻璃样阴影。

(一)X 线表现

病变早期 X 线表现可正常或仅见两肺中下野细小云雾状网织阴影,进一步进展则见纤维化愈趋明显,可出现不对称性、弥漫性的网状、条索状及网织结节状阴影,可扩大至上肺野。晚期结节状阴影增大,同时伴有广泛厚壁囊状阴影,形成蜂窝状改变,故称蜂窝肺。并发阻塞性肺气肿时,可见肺野透亮度增强。当肺纤维化严重时可发生肺动脉高压和肺源性心脏病。

(二)CT 表现

CT 比胸部 X 线平片能更早发现肺间质纤维化病变及更准确地了解病变的分布,因此用于早期诊断及鉴别诊断。其主要表现如下。

1.磨玻璃样阴影及实变阴影

病变早期可见淡薄云絮状阴影,其内血管纹理仍可见到,即在 CT 上呈磨玻璃样改变(图 3-15)。边缘模糊,形态不规则,系由肺泡壁、间隔性间质轻度增厚或肺内含气间隙内部分充盈液体或细胞成分所致。当其间隙内空气完全被液体和(或)细胞成分所取代,则形成肺实变阴影。如小叶部分实变,则边缘不清;如全小叶实变,则边界清楚,密度均匀,内可见含气支气管影,支气管血管束增粗。多发生在两肺下叶后外基底段,尤以后基底段多见。随病变发展,小叶实变相互融合成肺段甚至肺叶实变。病变肺段或肺叶体积收缩变小,邻近肺野代偿性肺气肿而表现为含气量增加,肺血管稀疏。

2.线状影

胸膜下的小叶间隔增厚,一种表现为与胸膜面垂直的细线状影,长为 1~2 cm,宽约为 1 mm,两肺下叶比较多见。两肺中内带区域的小叶间隔增厚则表现为分支状细线形影。

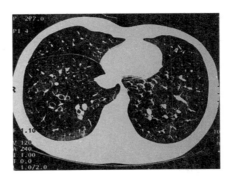

图 3-15　肺间质纤维化

CT 平扫显示两肺下叶散在磨玻璃样阴影,伴右肺下叶支气管扩张

3.胸膜下弧线状影

表现为与胸壁平行走行的弧线状影,位于胸膜下 0.5 cm 以内,长为 5～10 cm,边缘较清楚或模糊,多见于两肺后、外部(图 3-16)。

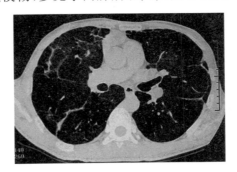

图 3-16　特发性肺纤维化

CT 平扫显示两肺近胸膜下小叶间隔增厚之线状影,

左肺下叶见胸膜下弧线影,右肺中叶见少许小结节影

4.蜂窝状影

见于病变后期,表现为大小不等的圆形或椭圆形含气囊腔,壁较薄而清楚,与正常肺交界面清楚,主要分布于两肺基底部胸膜下区,从胸膜下至肺门病变逐渐减轻(图 3-17)。

5.小结节影

在蜂窝状、网状和线状影的基础上,可见少量小结节影,边缘较清楚,并非真正的间质内结节,而是纤维条索病变在横截面的表现,或相互交织而形成(图 3-16)。小结节影以两下叶多见。

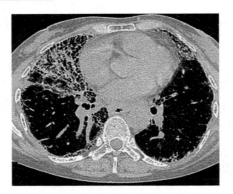

图 3-17　特发性肺纤维化
CT 平扫显示两肺下叶蜂窝状改变伴肺气肿

6.肺气肿

小叶中心肺气肿表现为散在的、直径为 2～4 mm 的圆形低密度区,无明确边缘,多见于肺外围部,但随病变发展可逐渐见于肺中央部。有时胸膜下可见直径为 1～2 cm 的圆形或类圆形肺气囊。

7.支气管扩张

常见于肺间质纤维化较严重的部位,多为肺段及肺段以下的支气管扩张,多数为柱状支气管扩张,可与支气管扭曲、并拢并存。

三、鉴别诊断

特发性肺间质纤维化的影像学表现并无特异性,但病变的分布主要在两肺下部的外围部,即使累及肺中央部,也表现为病变从胸膜下至肺门逐渐减轻的规律,可提示本病的可能。特发性肺纤维化的病种繁多,应根据病史、各项临床及实验室检查、外科肺活检、综合影像学表现进行分析诊断。

需与本病鉴别的主要疾病如下。①类风湿性肺病:类风湿性疾病在肺部引起的广泛性肺间质纤维化,最后发展为蜂窝肺,与特发性肺间质纤维化相似。但前者有渐进性坏死结节,即类风湿性肉芽肿及胸腔积液表现,有别于特发性肺间质纤维化。②系统性红斑狼疮:系统性红斑狼疮的胸部表现以心肌炎所致的心脏增大、心包积液、节段性盘状肺不张、间质性肺炎和胸腔积液等为特征,可与特发性间质纤维化鉴别。③系统性硬化病:系统性硬化病的肺间质纤维化发展至晚期可出现蜂窝肺,影像学表现不具有特征性,其诊断必须结合临床,综合皮肤、关节、肌肉、内脏等系统的表现以及实验室检查。

第五节 肺 癌

肺癌特指原发性支气管肺癌,其肿瘤细胞来源于支气管、细支气管肺泡上皮或腺上皮。肺癌是目前对全世界人类健康与生命威胁最大的恶性肿瘤。肺癌的确切病因尚不十分明确,但病因学研究显示与下列因素有关:吸烟、空气污染、职业暴露以及电离辐射、病毒感染、遗传等。

根据世界卫生组织(WHO)制定的肺癌组织学分型,主要分为小细胞肺癌及非小细胞肺癌,后者又分为鳞癌、腺癌、复合癌及大细胞未分化癌。

按肺癌的发生部位可分为中央型、周围型和弥漫型肺癌。①中央型肺癌:指生长在段支气管以上的肺癌。②周围型肺癌:指生长在段支气管及其分支以下的肺癌,周围型肺癌的大体病理形态为肺内结节或肿块。③弥漫型肺癌:指肿瘤在肺内弥漫分布,一般为细支气管肺泡癌。肿瘤可为多发结节型,表现为一叶、多叶或两肺多发粟粒大小的结节病灶。

肺癌的症状与肿瘤的部位、类型、大小、病程阶段、有无并发症或转移等有密切关系。一般周围型肺癌早期无症状,中央型肺癌症状出现早而明显。肺癌常见的症状是咳嗽、咯血、胸背痛、呼吸困难或憋喘。

一、影像检查方法选择与比较

胸部 X 线平片是诊断肺癌最基本的检查方法,其优点是能观察胸部各种结构的全貌,对肺内肿块、肺不张、阻塞性肺炎和胸腔积液等可做全面观察;其缺点是密度分辨率低和前后结构相互重叠,密度低的小病灶及隐蔽部位的病灶容易被遗漏。

CT 检查在肺癌的诊断方面已显示突出的优点,目前尚无其他影像技术能完全取而代之。由于 CT 检查是横截面成像,完全消除了周围结构的干扰,能检查出平片不易发现的隐蔽部位的病灶,如肺尖部、心后区、后肋膈角及脊柱旁沟的病灶;又由于其密度分辨率很高,能有效地显示密度低的小病灶,如胸膜下小结节。在肺门和纵隔淋巴结的显示及肺癌的分期方面,CT 也大大优于平片及体层摄影。

CT 检查虽然明显优于平片及体层摄影,但在病变的定性方面同样存在不少问题,目前主要还是根据病变的形态来作诊断。增强扫描可通过肿块 CT 值的变化提供诊断信息,普遍采用的是 CT 值净增法,观察增强后比增强前 CT 值增加的幅度,认为增加 30 HU 以上者多为恶性肿瘤,＜20 HU 者多为良性。但这也不是绝对的,如少数肺癌血供不丰富,增强后强化不明显;反之,有些良性病变如球形肺不张、球形肺炎形似肿瘤,血供较丰富,增强后可明显强化。因此,诊断仍需综合许多征象,仅仅依据某一征象下结论常常是不可靠的。

与 CT 比较,MRI 除了无 X 线辐射外,还能做多平面成像。此外不用对比剂即能显示血管结构,对肿瘤是否累及血管壁、有无静脉瘤栓形成也优于 CT 检查。同样,MRI 易于分辨肺门部血管与肿块或增大淋巴结。在病变的定性上,由于 MRI 检查对软组织的对比分辨率较好,能准确地判断病变内的坏死、出血和成块的纤维化。例如肺癌放疗后肿块缩小,究竟是残留的肿瘤组织还是放疗后的纤维化,MRI 的鉴别能力比 CT 增强扫描要好。

但是,MRI 检查时间长,空间分辨率较差,不能直接显示叶间裂,对肺部细微结构如小支气管、肺间质及小病变的显示,以及对病变周围细微改变如肺癌的毛刺现象等的显示均不如 CT。

二、影像表现

(一)中央型肺癌

中央型肺癌包括直接征象和间接征象两方面。直接征象主要为肺门肿块及支气管的改变,间接征象主要为支气管阻塞征象。其他表现有肺门、纵隔淋巴结肿大,胸腔积液,肺内转移等。

1.支气管改变

支气管改变包括支气管壁增厚和支气管腔狭窄。正常支气管管壁厚度均匀,为 1～3 mm。中央型肺癌的早期为黏膜浸润,X 线及 CT 难以显示,此时主要依赖于纤维支气管镜下活检。当肿瘤浸润范围增大,管壁增厚时,在周围充气肺组织衬托下,增厚的支气管壁可显示,如两上叶、中叶、两下叶大部分支气管。中央型肺癌的支气管腔改变依肿瘤生长方式和病变发展程度,可呈现以下几种形态:①向支气管腔内突出的软组织影伴管腔狭窄;②管壁浸润性增厚,局部管壁不规则,管腔狭窄;③支气管管腔呈向心性锥状或鼠尾状改变,管腔突然截断或偏心性狭窄。X 线摄影时所见的各种支气管狭窄表现,CT 上显示更清晰。

2.肺门肿块

肺门肿块被认为是进展期中央型肺癌最直接、最主要的影像学表现。瘤组织穿透支气管壁在血管、支气管鞘内和淋巴结内浸润,并侵入周围的肺实质,形成肺门部肿块(图 3-18)。病变晚期,原发灶和转移或直接受侵犯而肿大的淋巴结融合,同样可形成肺门肿块。肺门肿块通常呈结节状,边缘不规则,可见分叶表现,同时可见阻塞性肺不张、肺炎。发生在右肺上叶支气管的肺癌,其肺门肿块与右上叶不张连在一起,在 X 线上形成反"S"状的下缘(图 3-19)。进展期中央型肺癌常有肺门、纵隔淋巴结肿大,肿大的淋巴结与原发灶相融合,两者在 X 线和常规 CT 上往往难以区分。

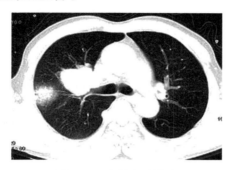

图 3-18　右肺上叶鳞癌

胸部 CT 显示右肺门肿块致上叶前段支气管狭窄及后段阻塞性肺炎

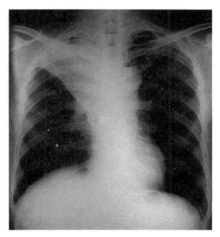

图 3-19　右上肺癌

胸部正位片显示右肺门肿块与右上叶肺不张相连,形成反"S"状

3.支气管阻塞征象

支气管阻塞征象包括阻塞性肺气肿、阻塞性肺炎及阻塞性肺不张。最早发生局限性阻塞性肺气肿,存在时间短,表现为受累肺叶密度减低,肺纹理稀疏,呼气相当明显;当管腔狭窄逐渐加重,远端肺组织因分泌物引流不畅而发生感染,导致肺炎或肺脓肿,表现与一般肺炎相似,抗感染治疗后可消失;支气管严重狭

窄、阻塞,导致肺叶或肺段不张,表现为密度增高,体积缩小,以叶间胸膜为界向患肺中央凹陷,向肺门、纵隔移位,包绕肺门肿块,CT 增强扫描强化明显。

4.肺血管改变

癌组织可直接侵犯邻近肺血管,和(或)肿大淋巴结压迫邻近肺血管,导致血管结构变形、管腔狭窄或闭塞、管壁不规则。采用动态增强螺旋 CT 扫描,可进一步显示肺动脉充盈对比剂后的管腔形态及肿块与血管的关系。

5.肺门、纵隔淋巴结转移

一般而言,肺癌导致肺门纵隔淋巴结转移时通常认为患者的预后较差。评价患者肺门及纵隔淋巴结肿大与否,对临床治疗方案的制订有帮助。CT 扫描尤其是动态增强 CT 扫描,对显示肺门、纵隔淋巴结肿大很敏感。一般以淋巴结短径>10 mm 作为淋巴结肿大的标准(图 3-20)。要注意的是,淋巴结肿大不一定就是转移。良性病变如炎症也可有淋巴结肿大;肺癌镜下淋巴结转移时其外形大小可正常。

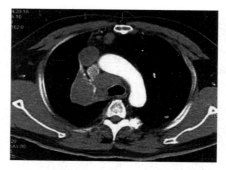

图 3-20　肺癌纵隔淋巴结肿大

胸部 CT 增强扫描显示纵隔内多个淋巴结肿大

MRI 能清晰显示肺门肿块,肿块在 T_1WI 上呈与肌肉相似的中等均匀的信号,在 T_2WI 上为高信号,信号多不均匀。MRI 对纵隔及肺门肿大淋巴结的显示也较好。淋巴结在 T_1WI 上呈中等信号,在 T_2WI 上呈略高信号。MRI 还有助于区别肿瘤与放疗后的肺纤维化,肺癌为长 T_1、长 T_2 信号,而肺纤维化在 T_1WI 和 T_2WI 上信号均较低。但 MRI 检查在显示支气管壁增厚、破坏、管腔狭窄、阻塞等方面不及 CT。

(二)周围型肺癌

较中央型肺癌多见,X 线表现为密度较高、边界清晰的结节状或球形病变(图 3-21)。肿块可呈分叶状,边缘毛糙有放射状毛刺,可见胸膜凹陷征,肿块中心可以发生坏死形成癌性空洞。因周围型肺癌的表现多种多样，HRCT 对≤3 cm病灶的诊断帮助较大。以下从周围型肺癌的瘤体内部、肿瘤-肺交界带、肿瘤邻近结构改变等，综合介绍其 CT 表现。

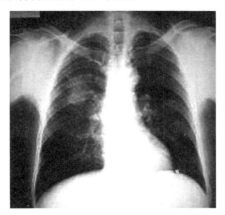

图 3-21　右上肺腺癌
胸部正位片显示右上肺肿块，呈分叶状，边缘有短毛刺

1.瘤体内部的 CT 表现

主要包括支气管充气征、空泡征、钙化、坏死液化及空洞形成。空泡征常位于瘤体中央区，少数近边缘，呈一个或多个点状低密度影，系瘤灶内未受累的肺泡、扩张扭曲的支气管和含有黏液的腺腔结构，有一定特异性。支气管充气征表现为瘤灶内管状低密度影，长短不一，有的有分支，其形成与肿瘤的生长方式有关，有一定特征性。肺癌的钙化常表现为细沙砾状，分布弥散，密度较淡或偏于瘤体的一侧。据相关资料表明，HRCT 对钙化的检出率为 13.5%。主要见于肺鳞癌、腺癌，中央型肺癌和周围型肺癌。

肺癌在增强后一般有 3 种表现：①均匀强化，多见于 8～15 mm 大小的瘤灶；②外周强化，在病灶外周见宽窄不一的高密度带，中心强化不明显；③不均匀强化，表现为结节样强化。肺癌的空洞以鳞癌多见，CT 特点是壁厚或壁厚薄不均，内壁凹凸不平或呈结节状，外壁呈波浪或分叶状，可为中心或偏心，大小不一（图 3-22）。

2.肿瘤-肺交界带的 CT 表现

肿瘤-肺交界带的 CT 表现与肺癌的生长方式相关。一般而论，肿瘤以堆集式生长为主时，瘤体边缘光整，而以伏壁式生长的肺癌则边缘不整。归纳起来，分为以下几点：毛刺征在肺窗观察，表现为自瘤灶边缘向周围肺伸展的，呈放射状,无分支的细短线条,近瘤体处略粗。一般认为该征象高度提示恶性。分叶征表现为肿瘤边缘凹凸不平,呈花瓣状突出;相邻两个突出之间为相对凹入的切迹,切迹处有时可见血管进入。

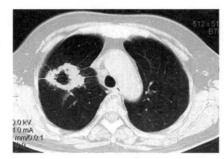

图 3-22　右上肺腺癌

胸部 CT 显示右上肺肿块内空洞形成,空洞

内壁凹凸不平,外壁呈波浪状,周围有毛刺

3.肿瘤邻近结构的 CT 表现

包括以下几种。①胸膜改变:最常见的为胸膜凹陷征(图 3-23),其次为肿瘤的胸膜浸润和播散。一般认为胸膜凹陷是由瘤灶内纤维瘢痕组织收缩造成。胸膜浸润见于胸膜下肿瘤或肿瘤体积增大直接浸润壁层胸膜,常表现为肿块与胸壁间胸膜线消失,与胸壁广基相贴。②邻近血管、支气管的改变:周围型肺癌瘤灶周围血管、支气管可聚拢,相邻支气管可出现阻断、管壁不规则增厚、管腔不规则狭窄等改变。肿瘤推压支气管,可出现手抱球状改变。

在 MRI 上,周围型肺癌主要表现为肺内孤立性结节或肿块,T_1WI 上呈中等信号,T_2WI 上呈中高信号,信号多不均匀。MR 对肿块边缘的毛刺、胸膜凹陷征、肿块内空泡征、支气管充气征以及钙化常不能显示。当肿块内发生坏死时,T_1WI 上表现为低信号,低于瘤体信号,在 T_2WI 上呈高信号,高于瘤体信号。

(三)弥漫型肺癌

X 线表现为两肺多发弥漫病变及肺叶、肺段的实变。两肺多发弥漫病变为结节或斑片状影,结节呈粟粒大小至 1 cm,其密度相似,以两肺中、下部较多(图 3-24)。CT 对于病变的形态、分布及对于细微病灶的显示优于 X 线检查(图 3-25)。肺叶、肺段的实变在 CT 上可见支气管充气征,为肺泡实变而支气管内仍有气体。由于肿瘤的侵犯及肺间质异常,含气的支气管不规则狭窄、扭曲且具有僵硬感,细小的分支消失截断。病变内还可见大小不一的气体密度腔隙,病理基础为肿瘤细胞沿细支气管及肺泡壁伏壁生长蔓延,细支气管及肺泡内残存的气体在 CT 上显示出含气影。

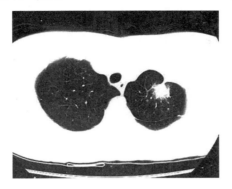

图 3-23 左上肺腺癌

胸部 CT 显示左上肺结节胸膜凹陷征

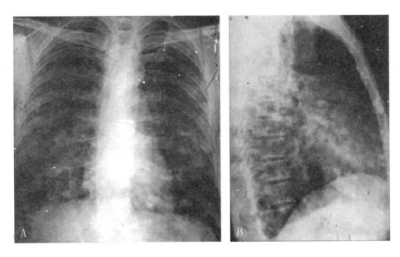

图 3-24 细支气管肺泡癌

胸部正侧位显示两肺弥漫性结节及斑片状影,以中下肺为主

三、鉴别诊断

(一)中央型肺癌

很多疾病可导致成年人大支气管阻塞,最常见的原因为中央型肺癌,而支气管内膜结核、支气管腺瘤为少见原因,至于转移性肿瘤、淋巴瘤、结节病、支气管内肉芽肿、淀粉样变性以及韦格氏(Wegener)肉芽肿等较罕见。下面仅将支气管内膜结核和支气管腺瘤作为鉴别诊断略加讨论。

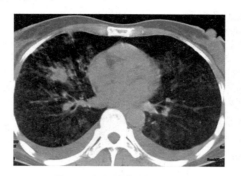

图 3-25 细支气管肺泡癌

胸部 CT 显示两肺弥漫性结节及斑片状影,边缘模糊

支气管内膜结核由于支气管黏膜充血、水肿、溃疡、肉芽组织增生和瘢痕形成,引起支气管的狭窄和阻塞,从而导致远侧肺组织炎症和肺不张,胸部 X 线平片鉴别相对困难,但 CT 表现有一定特征。因支气管壁的增厚主要由黏膜病变引起,故常只见支气管内径缩小,外径一般不增大,局部无肿块。有支气管播散时,可见结节性病变和空洞形成。肺门、纵隔常无淋巴结肿大。应行支气管镜活检确诊。

支气管腺瘤也可引起支气管的狭窄和阻塞,完全阻塞以后,平片不能见其远端,而 CT 尤其是增强 CT 能观察其全貌。其特点主要是腺瘤表面光滑,邻近支气管壁无浸润、增厚。最后诊断仍然有赖于支气管镜和活检。

(二)与结核球、炎性假瘤、机化性肺炎及肺良性肿瘤鉴别

1.结核球

一般直径在 3 cm 以下,边界光滑,少数可局部模糊或有尖角,病灶内常见到钙化,尤其以弧线状、环形或成层钙化为特征性表现。病程很长的结核可表现为致密的钙化团块。内部无明显钙化者,CT 平扫时 CT 值往往比一般软组织密度高。注入对比剂后无明显强化,而肺癌大多有明显的强化。结核球另一重要征象是有病灶周围的卫星灶存在。

2.炎性假瘤

肺内非特异性慢性炎症的结局,一般边界光整,没有分叶,密度较高而均匀,增强后有明显强化。肺门及纵隔淋巴结无肿大。

3.机化性肺炎

机化性肺炎是一种尚未形成假包膜的慢性炎症,形态以不规则者居多,边界大多模糊,可有长毛刺及尖角;有的可有支气管充气征,增强后一般有明显的强化,邻近胸膜可出现增厚粘连。

4.肺良性肿瘤

常见的有错构瘤、支气管囊肿等。良性肿瘤一般边缘光整,无毛刺。增强扫描错构瘤仅有轻度强化,支气管囊肿囊壁可强化,而囊内无强化。

单纯从影像学表现来鉴别肺内孤立性结节的良、恶性有时是十分困难的,除正确判断和全面综合分析各种征象外,应尽可能结合痰细胞、纤维支气管镜及经皮肺穿刺检查。

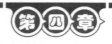

循环系统疾病影像诊断

第一节　常用影像检查方法

循环系统全面的影像学诊断信息应该包括：①显示心脏大血管（包括冠状动脉及分支）解剖形态的变化；②显示心脏功能，瓣膜功能和血流的动态变化；③显示心肌灌注、心肌代谢、组织特征等改变。从临床实际出发，不同疾病或同一疾病的不同病期对影像诊断有不同的要求，因此应该了解每一种影像方法的价值和限度，优化选择，合理应用。

一、普通 X 线检查

（一）X 线透视

虽可观察心脏大血管的搏动，但已不作为常规检查手段。

（二）X 线摄影

1.心脏远达片

（1）X 线焦点与胶片间距离为 2 m 的后前位立位 X 线片，投照条件以高电压（100～150 kV）、短曝光时间（<0.01 秒）为佳。

（2）心脏远达片是心脏 X 线检查最基本的方法，能够判定心脏外形、肺循环改变。

2.左前斜位与右前斜位（服钡）片

目前已较少应用。

（1）左前斜位指患者从后前位向右旋转 60°，能够观察主动脉全貌、右心房增大、心室增大。

（2）右前斜位指患者从后前位向左旋转 45°，服钡后观察左心房增大、肺动脉段突出、右心室流出道扩张。

3.左侧位(服钡)片

某些情况下兼有左、右前斜位片的作用,常用于主动脉瘤与纵隔肿瘤的定位。

心脏远达片结合左侧位(服钡)片是最适合观察胸部大血管的。X线对肺循环的显示明显优于其他影像方法。

二、心血管造影检查

心血管造影是应用导管技术将对比剂快速注入心脏大血管内来显示其解剖结构和功能动态变化,是有创检查。由于无创性影像检查的推广,心血管造影适应证范围缩小。

(一)适应证、禁忌证

1.适应证

(1)各种无创性的影像技术不能明确临床诊断。

(2)制订外科手术方案,提供确切的形态学与血流动力学诊断。

(3)进行介入性治疗。

2.禁忌证

(1)碘过敏或显著过敏体质。

(2)严重的心、肝、肾功能损害。

(3)凝血机制障碍。

(二)检查设备

进行心血管造影需要一套复杂的设备,包括心血管造影机、心电监护、高压注射器、麻醉机、除颤器等。新型数字化心血管造影机具备 DSA 和 DA 两种模式,能够提供实时图像。

(三)心血管造影方法

包括上、下腔静脉造影,左、右心房或心室造影,胸、腹主动脉造影及选择性的冠状动脉、肺动脉、肾动脉、头臂动脉、体-肺侧支血管等造影。

三、CT 检查

(一)电子束 CT

不仅能显示心脏大血管形态,还能显示功能和血流动态。常用于检查冠状动脉粥样硬化性心脏病、胸部大血管疾病(肺动脉栓塞、主动脉夹层、主动脉瘤及畸形等)、瓣膜疾病、心脏肿瘤、心肌病等。但检查费用昂贵。

(二)螺旋 CT 及 CTA

用于显示心脏大血管形态以及心功能评价。常用于检查冠状动脉粥样硬化性心脏病、胸部大血管疾病(肺动脉栓塞、主动脉夹层、主动脉瘤及畸形等)、瓣膜疾病、心脏肿瘤、心肌病等。检查费用相对低廉。

四、MRI 检查

(一)心脏 MRI

1.常用序列

常用自旋回波、梯度回波、快速梯度回波等序列,但不作为心脏的首选影像检查。

2.常规扫描体位

(1)横轴位图像:所见与 CT 横轴位相似,是心脏扫描最基本的体位。

(2)冠状位图像:可较好地显示左心室和左心室流出道、升主动脉的形态和走行、左心房、右心房后部的上腔静脉入口。

(3)矢状位图像:显示右心室流出道和肺动脉、主动脉弓、降主动脉较好,常用于定位。

3.特殊扫描体位

(1)心脏长轴位:扫描层面平行于左心室长轴和室间隔,显示左心室前壁、侧壁、心尖、膈面、后壁各段肌壁运动和二尖瓣功能。

(2)心脏短轴位:扫描层面垂直于室间隔,与超声大动脉短轴所见相同,用于评估左心室功能、计算射血分数。

(3)大血管斜位:根据横轴位血管走行的角度定位左前斜位断面扫描,显示主动脉各部及头臂动脉开口。

(二)MRA

信号的强弱取决于血液的流速,血流呈白色的高信号。冠状动脉 MRA 是目前的研究热题。

(三)对比增强 MRI 血管造影

从静脉注射顺磁性对比剂,利用二维或三维快速梯度回波技术,经最大强度投影技术重建血管图像,从任意角度进行观察。用于检查大血管,显示中小血管欠佳。

（四）快速心脏成像 MRI 电影

应用小角度激发梯度反转回波心脏成像与心电图门控技术结合进行心脏扫描，图像以电影方式连续显示。用于评价心脏功能，属非实时显像技术且显示解剖细节较差。

（五）超快速 MRI

如 EPI 序列能够观察心脏运动，评价心脏功能，但仍处于研究阶段。

（六）磁共振频谱

通过进行 ^{31}P 波谱分析，研究心脏病的早期诊断和功能代谢。

五、超声检查

M 型超声心动图显像（M echocardiography，ME）是直接显示心肌收缩与舒张活动唯一的一项技术。ME 显示瓣膜整体运动情况及与周围组织的关系。

（一）检查途径分类

1.经胸检查法

探头置于胸骨左缘，在肋间隙、心尖部、肋下区、胸骨上窝等无肺组织遮盖的声窗处探查。

2.经食管检查法（transesophageal echocardiography，TEE）

将直径 1.5 cm 以下的探头送入食管内，声束经食管前壁和侧壁探查心脏。能够观察心房肿物和血栓、瓣的反流及判定房间隔缺损的位置、数量、大小等，优于经胸检查法。常用于心房、心室间隔缺损介入治疗封堵术中的检测和外科手术关胸前的复查。

3.血管内超声显像

将直径 2 mm 以下的探头与导管连接，直接送入血管内。用于冠状动脉及其他血管检查。

（二）显示技术分类

1.M 型超声心动图和二维超声心动图

可显示心脏结构的形态、肌壁薄厚、腔室大小、排列关系、室壁运动、心内缺损畸形等。用于诊断瓣膜病、心肌病、心包病、冠状动脉粥样硬化性心脏病、心脏肿瘤和各种先天性心脏病。

2.声学造影

声学造影为在血液中注入声阻抗不同的物质，使血流产生回声，借以观察血流途径、方向的技术。用于诊断心内分流、计算左心室容量、评价左心功能、判定心肌缺血和心肌存活性等。

3.多普勒超声心动图

包括脉冲波多普勒频谱显示、连续波多普勒频谱显示、彩色多普勒血流显像、组织多普勒显像。多普勒超声心动图是无创性直接显示心血管内血流信息的最佳技术，目前是心脏大血管疾病首选的影像检查方法。

4.组织定征检查

（1）视频分析法根据图像的灰阶分析心脏结构的组织性质。

（2）射频分析法以背向散射积分值的周期性变化鉴别心肌缺血、心肌顿抑和心肌坏死。

（3）声学定量法实时测定心排血量及射血分数。

（4）彩色动力壁运动分析诊断局部室壁运动异常。

六、放射性核素

放射性核素心室造影、心肌显像、肺显像、肾显像常用于检查心脏大血管。

（一）放射性核素心室造影

1.首次通过放射性核素心室造影

静脉内"弹丸式"注射^{99m}Tc显像剂后，立即用γ照相机拍摄显像剂从上腔静脉至左心室通过心脏的全过程，从而观察心动周期中心室容积的变化。其是测定右心室功能的可靠方法，也用于测定左心室功能、心内分流量等，但一次注射只能采集一个体位，故不作为常规使用。

2.平衡法

当静脉内注射的^{99m}Tc显像剂在血液中混合均匀达到平衡后，以患者心电图R波和R间期内间隔相等的时间段作为信号触发γ照相机，γ照相机及计算机图像处理系统采集数据，获得图像以观察室壁运动及测定左、右心室功能参数。能够准确评价左、右心室收缩、舒张的整体和局部功能及心室泵血效应，分析室壁运动，用于诊断冠状动脉粥样硬化性心脏病、室壁瘤，判断心脏疾病疗效，评价肺心病右心功能、心肌活力等。

（二）心肌显像

1.心肌灌注显像

由于心肌细胞对某些放射性核素（^{201}Tl）或^{99m}Tc标记化合物有选择性摄取能力，摄取量与心肌血流灌注成正比，而当冠状动脉供血部位心肌血流减少时则示踪剂摄取减少，图像上表现为局部放射性分布稀疏或缺损区，即心肌"冷区"

显像。

（1）静态显像：安静状态下进行的心肌平面或断层显像。

（2）负荷显像：采用运动负荷或药物（双嘧达莫、腺苷和多巴酚丁胺）介入试验加大正常与缺血心肌摄取^{201}Tl的差距，以鉴别心肌缺血与梗死。

（3）心肌灌注显像是目前诊断心肌缺血最常用、最可靠的方法。用于诊断冠状动脉粥样硬化性心脏病、心肌梗死，评价心肌存活性、冠状动脉粥样硬化性心脏病预后，指导治疗和评价疗效。

2.心肌代谢显像

对心肌糖代谢、脂肪酸代谢、蛋白质代谢标记物进行显像。^{18}F-FDG代谢显像对心肌梗死患者残余心肌存活的估测，仍是公认的最好方法。

第二节　冠状动脉粥样硬化性心脏病

一、动脉粥样硬化的病因学与病理学机制

动脉粥样硬化是动脉内膜对损伤所产生的反应，并导致平滑肌细胞和细胞外基质的沉积从而阻塞血管管腔。这种反应首先开始于血管内皮。对于斑块成分的识别将会与诊断血管狭窄程度一样重要，这就使得当前血管影像越来越复杂，但目前检查手段能力也正受限于此，例如导管造影不能显示管壁上斑块成分。大量形态不一的动脉硬化斑块的存在反映了受损动脉内膜修复进展的不同阶段以及它们所涉及的各种不同路径。炎症性、血栓性、增殖性以及凋亡途径均可导致脂质沉积于血管壁，上述正是目前一些新的影像技术的主要研究目标。

（一）动脉粥样硬化斑块的发生发展

美国心脏协会（American Heart Association，AHA）认为斑块发生发展的经典阶段包括斑块坏死核心形成过程。正常人血管分叉处从出生开始就出现很小的含有平滑肌和基质的血管垫，这一病变已经被认为是"适应性或是弥漫性血管内膜增厚"。当内膜出现损伤，大量氧化脂质流入血管内膜，开启病理性血管内膜增厚阶段，典型表现为少量泡沫巨噬细胞流入内膜，一般情况下存在于脂质池内呈网格状。从病理性内膜增厚发展到纤维硬化斑（AHA Ⅱ～Ⅲ型）是脂质斑块发生发展的关键，脂质斑块由于斑块破裂和血栓形成而导致一些症状。纤维

脂质斑块的特征包括由平滑肌细胞膜、巨噬细胞和红细胞的凋亡细胞碎屑构成坏死核心。目前,大多数影像技术都非常关注识别这些坏死物质,因为这些正是冠状动脉粥样硬化栓子形成的最常见底物的前体成分。

(二)薄纤维帽粥样硬化斑块和易损斑块

覆盖在斑块表面的纤维帽变薄是由粥样硬化斑块的膨胀或是富含脂质斑块所致。纤维帽厚度为 $65~\mu m$,被认为是易损斑块或是薄层纤维帽斑块。薄纤维帽粥样硬化斑块是否容易发生破裂尚不清楚,它可能会涉及一些物理因素和生物因素,如坏死核心的大小、蛋白水解酶的活性等。影像学目标是发现这些薄纤维帽斑块并将它们从厚纤维帽斑块中区分出来,目前尚很难实现,但是提前预防性治疗有破裂倾向的斑块以达到预防动脉硬化性血栓症的目的有望实现。

(三)动脉粥样硬化斑块生长周期

冠状动脉影像任务是发现脂质斑块,特别是坏死核心较大的斑块,探讨脂质斑块的生长周期与连续破裂对斑块成分的影响等相关问题。继缓慢增大的脂质核心和越来越薄的纤维帽之后,斑块破裂的结果是闭塞性血栓,造成血管完全闭塞并导致急性冠状动脉综合征。急性破裂之后一个次全闭塞性、愈合性的血栓非常常见。次全闭塞性斑块破裂的结果通常为斑块增大和动脉壁的正性重构。通常用 AHA 分类中Ⅴ类斑块代表破裂愈合后纤维帽逐渐增厚的斑块。尸检研究显示,位于新鲜破裂处的多发陈旧破裂点把斑块分为脂质核心部分和纤维愈合部分。未来破裂点不仅有一个单一的较大的脂质核心,而且由包括纤维成分在内的多种成分不均匀构成。在这一时期影像学作用也需进一步研究。

二、冠状动脉粥样硬化性心脏病概述

冠状动脉粥样硬化性心脏病指冠状动脉粥样硬化使血管腔狭窄或阻塞和(或)因冠状动脉功能性改变(痉挛)导致心肌缺血缺氧或坏死而引起的心脏病,简称冠状动脉粥样硬化性心脏病,亦称缺血性心脏病。

(一)临床表现

1.心绞痛型

以发作性胸痛为主要临床表现。根据发作的频率和严重程度分为稳定型和不稳定型心绞痛。

(1)稳定型心绞痛:为发作 1 个月以上的劳力性心绞痛,其发作部位、频率、严重程度、持续时间、诱使发作的劳力大小、能缓解疼痛的硝酸甘油用量基本稳定。其疼痛的特点如下。①部位:主要在胸骨体中段或上段之后,可波及心前区,范围有手掌大小,甚至横贯前胸,界限不清楚。常放射至左肩、左臂内侧达环指和小指,或至颈、咽或下颌部。②性质:胸痛常为压迫、发闷或紧缩性,也可有烧灼感,但不像针刺或刀扎样锐性痛。偶伴濒死的恐惧感觉。发作时,患者往往被迫停止正在进行的活动,直至症状缓解。③诱因:发作常由体力劳动或情绪激动(如愤怒、焦急、过度兴奋等)诱发,饱食、寒冷、吸烟、心动过速、休克等亦可诱发。疼痛多发生于劳力或激动的当时,而不是在一天劳累之后。④持续时间:疼痛出现后常逐步加重,然后在 3～5 分钟逐渐消失,可数天或数星期发作一次,亦可一天内发作多次。⑤缓解方式:一般在停止原来诱发症状的活动后即可缓解;舌下含用硝酸甘油也能在几分钟内缓解。

(2)不稳定型心绞痛:不稳定型心绞痛胸痛的部位、性质与稳定型心绞痛相似,但具有以下特点之一:①原为稳定型心绞痛,在 1 个月内疼痛发作的频率增加,程度加重、时限延长、诱发因素变化,硝酸酯类药物缓解作用减弱;②1 个月之内新发生的心绞痛,因较轻的负荷所诱发;③休息状态下发作心绞痛或较轻微活动即可诱发,发作时有 ST 段抬高的变异型心绞痛也属此类。

2.心肌梗死型

梗死发生前 1 周左右常有前驱症状,如静息和轻微体力活动时发作的心绞痛。伴有明显的不适和疲惫。梗死时表现为持续性剧烈压迫感、闷塞感,甚至刀割样疼痛,位于胸骨后,常波及整个前胸,以左侧为重。部分患者可沿左臂尺侧向下放射,引起左侧腕部、手掌和手指麻刺感。伴有低热、烦躁不安、多汗和冷汗、恶心、呕吐、心悸、头晕、极度乏力、呼吸困难、濒死感,持续 30 分钟以上,常达数小时。

3.无症状性心肌缺血型

很多患者有广泛的冠状动脉阻塞却没有感受到过心绞痛,甚至有些患者在心肌梗死时也没有感受到心绞痛。部分患者在发生了心源性猝死,或常规体检时发现心肌梗死后才被发现。这类患者发生心源性猝死和心肌梗死的机会和有心绞痛的患者一样。

4.心力衰竭和心律失常型

部分患者原有心绞痛发作,以后由于病变广泛,心肌广泛纤维化,心绞痛逐渐减少到消失,出现心力衰竭的表现,如气短、水肿、乏力等,还有各种心律失常,表现为心悸。还有部分患者从来没有心绞痛,而直接表现为心力衰竭和心律失常。

5.猝死型

猝死型指由于冠状动脉粥样硬化性心脏病引起的不可预测的突然死亡,是在急性症状出现以后 6 小时内发生心搏骤停所致。主要是由于缺血造成心肌细胞电生理活动异常,而发生严重心律失常所致。

(二)并发症

1.心室室壁瘤

心室室壁瘤是心肌梗死后的常见并发症之一。在心肌梗死修复过程中,坏死心肌由结缔组织代替,受心腔内压力的作用,梗死区局部心室壁变薄,最显著的部位向外瘤样膨出,从而形成室壁瘤。绝大多数室壁瘤在急性透壁性心肌梗死后发生,多见于前壁或心尖部大面积透壁性心肌梗死患者,其梗死相关的血管完全闭塞而又缺少侧支循环供血,最后发生室壁瘤。

室壁瘤分为真性室壁瘤和假性室壁瘤。真性室壁瘤在透壁性心肌梗死后形成,因梗死区坏死心肌在修复过程中由结缔组织代替,瘤壁由无收缩力的薄纤维瘢痕构成,变薄的室壁有时仅有正常左心室壁厚度的 1/3 或更薄。真性室壁瘤按病程可分为急性和慢性室壁瘤。急性室壁瘤是指在心肌梗死急性期形成的室壁瘤,室壁瘤部位的心肌往往有广泛出血坏死,心内膜粗糙,容易发生心脏破裂或形成血栓。慢性室壁瘤则多见于心肌梗死愈合期,其瘤壁为致密的纤维瘢痕构成,故不易破裂。如果室壁瘤范围较大,除其瘤体本身膨出及收缩期矛盾运动使左心室的前向射血减少外,还可使左心室壁整体的张力增加,舒张末期容量增加和压力增高,射血能力明显下降,造成严重的心功能不全。假性室壁瘤是心肌梗死急性期坏死心肌部位室壁破裂后,由于破口周围心包血栓堵塞或心包壁层和脏层粘连,血液进入并被限制于该腔之内,不发生心包压塞。瘤壁由壁层心包膜构成,通过瘤体颈及与心肌破口与心室腔相通。

2.室间隔穿孔、乳头肌断裂和心室游离壁破裂

室间隔穿孔是急性心肌梗死后的严重并发症,常发生于急性透壁性心肌梗死发病的第 1 周内。前壁心肌梗死和下壁心肌梗死都可以合并室间隔穿孔,前者多于后者。在急性透壁性心肌梗死发病的第 1 周内,胸骨左缘突然出现粗糙的全收缩期杂音,多数可触及收缩期震颤。室间隔穿孔时,患者胸痛突然加重,心悸、气短或不能平卧,血流动力学状态突然恶化,伴有严重的全心衰竭的临床表现。

乳头肌断裂是心脏非游离壁破裂的并发症之一,多发生在急性心肌梗死后 1 周内,较为少见。急性心肌梗死后引起的急性乳头肌断裂可造成二尖瓣大量

反流,出现严重的急性左心衰竭和肺水肿,甚至引起心源性休克,病死率极高。

心室游离壁破裂在心脏破裂中最为常见,约占心脏破裂的 90%,是急性心肌梗死的主要死因之一。心室游离壁破裂常见于急性心肌梗死后 1 周内,高龄者、女性、初次急性透壁性前壁心肌梗死伴梗死面积扩大者和急性心肌梗死后持续高血压者易发生。破裂部位多为左心室前壁或侧壁近心尖部,该处心肌壁薄,由前降支的末梢供血,血供较差,心肌坏死面积大,常缺乏侧支循环。最常见的先兆症状是急性心肌梗死发病后,伴有持续或反复发作的剧烈胸痛,而使用任何止痛剂都难以缓解,通常破裂后立即导致心包压塞,病情迅速恶化,可致休克、呼吸骤停。

三、冠状动脉粥样硬化性心脏病及其并发症的影像学表现

(一)X 线平片

传统的 X 线平片对于诊断冠状动脉狭窄没有多大帮助,仅在冠状动脉钙化较大时方能发现。X 线平片最初用于非心脏性急性胸痛的筛查,包括肺炎、气胸、肋骨骨折等。但它也能够用于间接评价心源性胸痛。

冠状动脉钙化预示着冠状动脉狭窄,在 X 线正位平片上,心脏左缘的中上部位可见"冠状动脉三角"。在 X 线侧位平片上,主动脉壁发生动脉粥样硬化,表现为沿着主动脉弓走行的"轨道"征,它能够独立预测冠状动脉粥样硬化性心脏病的发生。特别值得注意的是,左心室边缘弧形高密度和钙化可以预示左心室前侧壁曾经发生心肌梗死。左心室边缘局限性凸出代表梗死后假性室壁瘤或真性室壁瘤。胸部 X 线平片不仅能够预示冠状动脉粥样硬化性心脏病和陈旧性心肌梗死,而且能够预示急性心肌缺血。急性心肌缺血表现为轻度到严重的充血性心力衰竭,立位胸部 X 线平片显示双肺上野弥漫性间质性肺病或肺泡水肿(图 4-1)。

(二)超声心动图

超声心动图尤其是经食管超声心动图能够观察冠状动脉的起源、走行及其血流。其中彩色多普勒冠状动脉血流显像技术能够直观地显示冠状动脉主干及分支的血流信号。但由于显像条件及切面要求较高,广泛应用受限,目前最常用的是仍是常规二维超声心动图。

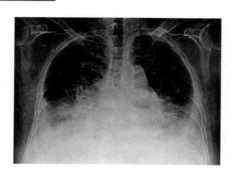

图 4-1 心力衰竭 X 线表现

肺淤血、肺水肿,主动脉结增宽钙化,心影扩大,双侧胸腔积液,两膈面消失

常规超声对冠状动脉粥样硬化性心脏病患者可以从以下几个方面进行评估:①心肌缺血的评估;②心肌梗死及并发症的发现;③心脏功能的评价;④存活心肌的识别;⑤冠状动脉的形态及血流动力学;⑥血运重建术后的疗效判断。

急性胸痛时可检测有无节段性室壁运动的异常。室壁运动异常可为一过性,胸痛消失后,室壁运动可能恢复正常,如节段性室壁运动异常持续存在,则可能存在急性心肌梗死或者陈旧性心肌梗死;使用左心室壁运动评分预测心肌梗死并发症及生存率。

1.心肌梗死的超声心动图特征

(1)受累节段室壁变薄,运动减弱、无运动或反常运动,收缩期增厚率消失。二维超声心动图检查可以同时对比观察不同心肌节段的增厚、运动幅度,来推测支配相应节段室壁的冠状动脉的灌注情况。并且可以定位显示心肌纤维组织的丢失引起的回声缺失或舒张期厚度丧失、心肌缺血和瘢痕形成引起的回声增强。目前常用的有 17 段分段法,因为它与冠状动脉供血有很好的对应关系。相当一部分急性心肌缺血患者没有典型的心电图发现,但是有左心室节段性室壁运动异常。超声心动图有助于检测出心电图伴有左心室肥厚、心律失常或束支传导阻滞的心肌急性缺血的征象。在这些情况下,二维超声心动图对急性缺血的诊断很有帮助。三维超声心动图使得冠状动脉粥样硬化性心脏病节段室壁运动异常的定位更为直观、便捷。它可以在同一个心动周期内同时观察各个节段的室壁运动,每一节段的室壁面积下对应的容积在心动周期的不同时相自动形成一个定量曲线,不仅可以多条曲线对比分析室壁运动导致的容积变化,还可以定量测量不同节段容积在收缩期、舒张期的达峰时间,从而多角度地客观评价心室整体、局部功能。定量组织多普勒成像技术观察室壁运动使心脏的机械运动与心脏电活动有机地结合起来。它能够多点、定量地分析感兴趣区域的室壁活动,并且衍生出不同的模式:组织速度模式、组织追踪模式、应变及应变率模式、组织同步化显像模式,从不同的角度研究室壁运动的速度、位移、变形程度、变形速度、达峰时间。更有从点到线到面的不同分析方法:脉冲组织多普勒、M型组织多普勒、二维彩色多普勒。其中局部室壁舒张功能减退、应变率曲线的收缩、纵行心肌收缩期S1峰值的降低是检测早期冠状动脉粥样硬化性心脏病的敏感指标。

(2)未受累节段室壁代偿性运动增强。左心室非梗死节段的代偿性运动增强可在心肌梗死后的最初几天见到。如果在非梗死节段没有出现代偿性运动增强,则提示可能有显著的冠状动脉疾病。心肌梗死相关动脉附近的心肌缺血是短暂的左心室节段性室壁功能异常。

(3)右室心肌梗死的主要特征是右室节段性室壁运动异常,同时伴有一些并发症,如右室扩张、三尖瓣乳头肌功能不良合并三尖瓣反流、室间隔矛盾运动合并显著三尖瓣反流、右室血栓形成、下腔静脉血流动力学异常,常提示右室舒张末期压力增高。因此应多切面右室扫查(图4-2)。

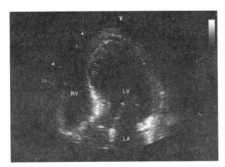

图4-2　前壁心肌梗死超声心动图表现

二维超声五腔心切面显示室间隔中下段变薄、回声增强、运动及增厚率消失

2.心肌梗死并发症的超声心动图特征

(1)真性室壁瘤形成:10%~20%的透壁心肌梗死患者有左心室室壁瘤形成。其大约在心肌梗死5天后出现,并会持续数周。在收缩期和舒张期都会膨出,瘤颈较宽。室壁瘤常见于左心室心尖,但其他任何节段均可出现,需与假性室壁瘤区别,尤其是发生于下后壁基底段时。室壁瘤组织心肌变薄,并有瘢痕形成。如瘤体收缩期向外膨出,舒张期没有膨出,而是弹性回缩,则称为功能性室壁瘤(图4-3)。

(2)假性室壁瘤:是心肌梗死最严重的并发症,多需要急诊外科手术,但病死率达80%～90%。超声表现为游离壁坏死心肌的破裂,局部心包、血栓包裹,形成瘤体。左心室假性室壁瘤继发于左心室壁破裂和变形,并有局限性心包积血。下壁基底部的真性室壁瘤偶尔可出现类似于假性室壁瘤的窄瘤颈征。

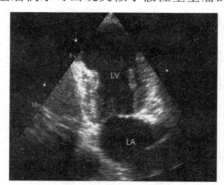

图 4-3　左心室心尖部室壁瘤形成

二维超声心动图两腔心切面显示心尖部明显变薄,呈瘤样向外膨出

包括:心内膜清晰的连续中断;清晰的假性室壁瘤整体轮廓;其瘤颈直径较真性室壁瘤窄;其他心腔的移位或者右室向胸壁前向移位;收缩期在左心室腔缩小的同时假性室壁瘤却扩张;多普勒血流监测能在整个心动周期中区分出左心室腔和假性室壁瘤(通常来说,舒张晚期血流开始进入假性室壁瘤,收缩晚期开始回流,停止于舒张早中期)(图4-4);假腔内常见血栓形成。有时可见左心室憩室。如果憩室较大,则与假性室壁瘤类似,但多普勒血流可对其做出区分。收缩期憩室的血流流向左心室,而舒张期则流向憩室。左心室憩室是一种先天性缺损,常与栓子、心脏破裂、二尖瓣反流或心律失常有关。

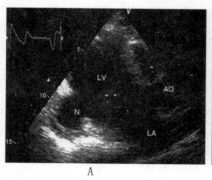
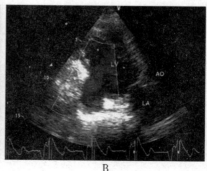

图 4-4　左心室下后壁假性室壁瘤

A.二维超声心动图显示左心室下后壁基底段心内膜连续性中断,心包等结构包裹形成假性室壁瘤,瘤颈直径较窄;B.彩色多普勒显示收缩期左心室内血流进入瘤体内

（3）心外膜下室壁瘤：心外膜下室壁瘤是心肌梗死的一种少见但较为重要的并发症，由左心室壁的部分破裂形成。心外膜阻止了破裂并形成了瘤（血肿）壁。该瘤壁易破裂，形成假性室壁瘤。其超声心动图特征包括：假性室壁瘤颈部心肌突然中断；室壁瘤颈较窄；室壁瘤收缩期扩张；急性二尖瓣反流。急性二尖瓣反流主要是由于：乳头肌功能不良（乳头肌及其左心室邻近室壁的缺血或梗死）；乳头肌顶端断裂；乳头肌体部断裂（急性心肌梗死时少见）。

（4）血栓形成：左心室血栓最常见于左心室室壁瘤内。蒂状血栓比层状血栓更多见。

通常发现层状血栓较困难。通过在心尖部转换探头角度获取心尖短轴切面，如同切"面包块"样，心尖各部分可被逐步显示，微小血栓也可被发现。左心室血栓的特征包括：室壁运动异常（常为运动消失或反常运动）；左心室心尖常见；血栓边界与心内膜之间分界清晰；由于血栓引起的左心室壁明显增厚；偶尔带蒂；左心室壁的超声心动图检查与组织活检结果不一致；血栓体积随时间改变；中心透声较佳的带蒂血栓比层状血栓更易发生栓塞（图 4-5）。

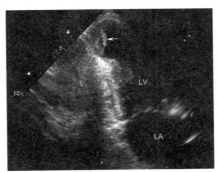

图 4-5　左心室心尖部室壁瘤并血栓（箭头所示）形成

（5）心肌梗死范围扩大、程度进一步加重：心肌梗死范围扩大包括心肌受损 3～5 天梗死区域的急性扩大和变薄，持续数周至数月。心肌梗死扩大区域通常不能进行缺血再灌注补救治疗，前者通常位于前壁。心肌梗死扩大通常诊断率较低（心室破裂，心源性休克）。心肌梗死节段在初期损伤后可能会发生进一步梗死。

（6）室间隔破裂：室间隔破裂在前壁和后壁心肌梗死中均可出现。超声心动图特征包括右室容量负荷过度，室间隔连续中断。缺损通常伴随室间隔室壁瘤形成，位置多在中心或正常组织与异常组织的交界部。室间隔破裂多发生在前降支闭塞所致的前间壁梗死，前间隔穿孔是后间隔穿孔的 2 倍。室间隔破裂可伴有室壁瘤形成。室间隔破裂的形态不规则,大小可有不同,破口可有 1 个或多个,直径为数毫米至数厘米,形态学上分为简单型和复合型(图 4-6)。简单型是指在室间隔上出现一个两端直接贯通的通道,穿孔两侧处于室间隔的同一水平。复合型是指室间隔上有不规则的迂曲通道,通道的出口可能远离心肌梗死的部位,常伴有心肌内的出血和撕裂。前壁心肌梗死常导致单纯型的室间隔破裂,位于室间隔靠近心尖部,下壁心肌梗死导致的室间隔破裂多为复合型,位于室间隔后部,可以合并游离壁的穿孔和乳头肌断裂。心肌梗死后的室间隔穿孔由于突发心室水平的左向右分流,造成血流动力学的急剧改变,50%以上迅速出现心力衰竭和心源性休克。血流动力学的改变与室间隔破裂的大小、左向右分流的多少密切相关。室间隔破裂后,由于左、右心室存在着较高的压力阶差,导致心室水平的左向右分流,使右心容量负荷过重,增加肺循环血量,同时左心房、左心室继发容量负荷过重。左心室由于一部分血流分流至右心室,前向血流减少,同时合并的左心功能降低,引起代偿性的外周血管阻力增加,进一步加剧了左向右的分流量,但最终由于左心功能的恶化,使心室水平的左向右分流减低。尽管目前对本病是采用急诊手术还是择期手术还有争议,但如果肺、体循环血流量之比>2∶1,无论有无心源性休克均应采用急诊手术修补室间隔或介入封堵室间隔,以挽救患者生命。

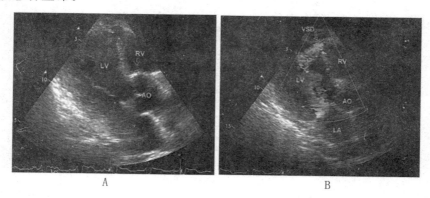

图 4-6　左心室前壁心肌梗死致室间隔破裂

A.二维超声显示室间隔心尖段变薄,局部回声中断(箭头所示);B.彩色血流显像显示心室水平左向右分流信号

(7)左心室游离壁破裂:左心室游离壁破裂通常导致患者立即死亡。少数患者可因心包层的包裹形成假性室壁瘤而得以存活。

(8)继发于左心室功能不良的二尖瓣瓣环扩张。后内侧乳头肌功能不良或断裂较前外侧常见,因为前者仅由单支血管供血,而后者是两支冠状动脉联合供血。当乳头肌顶端或主干断裂时,可见一活动物连于二尖瓣瓣叶顶端。通常情况下,急性缺血引起的二尖瓣反流多因为左心室前壁缺血(左前降支受累),继而左心室几何形态改变,最终产生后内侧乳头肌顶端移位引起,单纯的乳头肌缺血引起的二尖瓣反流较少见。

(9)梗死后心包积液:常发生于透壁性梗死后 3～7 天,积液量少,常暗示梗死面积较大。

(三)冠状动脉粥样硬化性心脏病 CT 表现

冠状动脉 CTA 具有很高的阴性预测值,能够可靠地排除冠状动脉狭窄。一般情况下,冠状动脉导管造影不会作为低、中危冠状动脉粥样硬化性心脏病患者的首选检查手段。多数专家认为,冠状动脉 CTA 可以作为低、中危冠状动脉粥样硬化性心脏病人群中胸痛患者首选的评价手段。而对于处于不同危险程度的有症状患者,冠状动脉 CTA 的诊断效能与冠状动脉粥样硬化性心脏病的发生概率成反比,冠状动脉 CTA 对于低危或是中危患者的诊断准确性要高于高危患者。对于病变较为严重且伴有严重钙化的高危患者,冠状动脉 CTA 的诊断效能明显受限,因此,对于高危的有症状患者不适合选用 CTA 作为检查手段,直接进行冠状动脉造影检查是这部分患者的首选,在明确诊断的同时可直接进行血运重建术。此外,由于冠状动脉 CTA 辐射剂量相对较高,而且价格较为昂贵,目前尚不推荐用冠状动脉 CTA 作为无症状患者的筛查手段。

1.冠状动脉钙化积分

冠状动脉钙化被认为是冠状动脉粥样硬化的标志。许多临床和病理学研究认为钙化与冠状动脉粥样硬化斑块密切相关。

(1)冠状动脉钙化积分(coronary artery calcium,CAC)评分方法:在 CT 图像上,钙化被定义为 CT 值≥130 HU,面积大于 3 个相邻的像素(至少 1 mm²)。CAC 由钙化灶密度积分与钙化面积之积求得,软件设定密度积分如下:1 分＝130～199 HU,2 分＝200～299 HU,3 分＝300～399 HU,4 分≥400 HU。目前广泛应用的 CT 冠状动脉钙化积分系统包括 Agatston 积分法、体积积分法以及质量积分法。

Agatston 积分法:该积分法于 1990 年由 Agatston 等提出,它最初是建立在电子束 CT 扫描的基础上,规定的扫描参数为层厚 3 mm、层距 3 mm,无间隔连续扫描 20 层以上图像。钙化定义为兴趣区面积＞1 mm²,CT 值≥130 HU 的区域,然后将钙化面积乘以 CT 值权重系数,即得到钙化积分数。全部兴趣区的钙化积分数之和为钙化积分总数。Agatston 积分法为冠状动脉钙化提供了较为客观的量化分析方法，得到了广泛认可并应用于临床。目前，认为 Agatston 积分法的主要缺陷有以下几方面：①在多层螺旋 CT 上，由于扫描方式、成像参数及图像重建算法不同，不能直接采用上述计算方法；②由于噪声对绝对 CT 值有较大影响，而绝对 CT 值是确定权重系数的关键因素，因此，Agatston 的计算法对噪声极为敏感；③计算公式中的权重系数使测量钙化分数与实际钙化量呈非线性变化，计算出的钙化分数准确性及重复性较差，使其对患者的对照及随访观察的可信度降低。

体积积分法：与 Agatston 积分法一样，体积积分法也需确定一个 CT 值阈值（130 HU），对大于阈值的体素即认为是钙化。通过在每幅图像上画出钙化兴趣区，对兴趣区内 CT 值≥130 HU 的每个体素进行累加，即得到该兴趣区内钙化体素数，则该兴趣区的钙化体积可由钙化体素数与体素大小的乘积获得，将所有的钙化区域的体积数求和，即得到总的钙化体积分数。体积积分法计算的是钙化的体积，而与钙化灶的密度变化没有对应关系。据文献报道，体积积分法的重复性与 Agatston 积分法相比有所改进，适合对高危人群的随访及冠状动脉粥样硬化性心脏病患者治疗后的复查。主要缺点是受部分容积效应的影响。

质量积分法：质量积分法的理论是对于一个均匀物体，它的质量可表示为密度与体积的乘积。在 CT 扫描中，CT 值间接地反映了被扫描体的密度值，对于冠状动脉的钙化灶，假定钙化区域的密度与该区域的平均 CT 值成正比，即钙化区域的平均 CT 值乘以一个比例常数等于该区域的密度，再乘以钙化区域的体积则为钙化区域的质量。比例常数是通过事先扫描专用体模而获得的。某一支冠状动脉或总的冠状动脉钙化质量分数则是单个钙化区域的代数和。质量积分法计算的是钙化灶体积的质量，在对冠状动脉钙化进行量化分析时，可采用较薄的层厚扫描，消除部分容积效应对平均 CT 值的影响，从而尽可能避免钙化分数高估或低估。一般来说，钙化分数计算的准确性与层厚、层间距、绝对 CT 值和重建算法有关，但质量积分法在扫描患者前，用特制的标准体模，采用与扫描患者相同的成像参数扫描，即可求出 CT 值与密度之间的比例常数，实际上就是对所用 CT 成像系统的校准过程。它不仅消除了系统的测量误差，也使不同的扫描仪及成像参数具有统一的测量标准，因此，质量积分法不仅可用于电子束 CT，而且也可用于 MSCT。试验研究及初步临床应用研究均表明，质量积分法的准确性和重复性明显好于 Agatston 积分法，但仍需进一步的研究证实。

（2）钙化积分的临床意义：钙化积分的临床意义在于明确总体粥样硬化斑块

负荷,风险评价以及用于饮食和药物治疗后的随访。其他的临床意义还包括评估冠状动脉 CTA 检查前的患者,以除外严重钙化;用于评估急性胸痛患者,如果钙化积分为零可以有效帮助排除心源性病因所致的急性胸痛。

许多电子束 CT 研究把 CAC 作为评价冠状动脉狭窄的指标,认为电子束 CT CAC 能够准确预测>50%的管腔狭窄。ACC/AHA 则一致认为 CAC 能够增加对中度冠状动脉粥样硬化性心脏病危险患者的预测价值。此外,有大样本研究认为 CAC 是无症状人群发生严重心脏事件的独立预测因子,发生急性心脏事件患者的 CAC 总是会高于无症状患者。虽然严重心脏事件也会发生在一些钙化很少或是无钙化的患者,但 CAC<100 或为 0 时预示着 2～5 年发生严重心脏事件的可能性非常小(5%～10%)。

对于无症状患者的风险评估:传统的 Framinghan 危险评分常用于评估患者未来 10 年内发生心脏事件的风险。目前有关风险等级界定为:低度危险,每年 1%或是 10 年 10%;中度危险,每年 1%～2%或是 10 年 10%～20%;高度危险,每年大于 2%或是 10 年大于 20%。对于高危人群需进行强化风险控制,低危人群需保持健康的生活习惯,而对于中度危险人群的管理和治疗尚不明确。钙化积分对于中危患者的评价已经远超传统的危险评分,可以使用 CAC 作为对中危人群的疗效监测。

急性胸痛患者:对于急性胸痛患者,特别是当心肌酶和心电图都不支持诊断急性冠脉综合征时,平板试验、核医学以及负荷超声心动图等功能检查手段经常被应用。而对于这类患者,CAC=0 时的阴性预测值非常高,冠状动脉无钙化的患者绝大部分可以排除由冠状动脉原因所致的胸痛,其急性心脏事件发生率非常低(大约每年 0.1%)。

CAC 在不同种族人群间的差异:许多研究发现不同性别间以及不同种族间钙化积分存在差异。有研究结果显示 CAC 在白人中最高,其次是中国人、西班牙裔美国人。

老年人群:对于老年人,CAC 的评价已经引起临床足够的重视,只要 CAC 稍有降低,心脏事件的发生率就会显著降低。钙化积分增长表现出与冠状动脉粥样硬化性心脏病发病率增长有很强的相关性。有研究结果显示 CAC=100～400 分、年龄>65 岁的患者冠状动脉粥样硬化性心脏病的发病率逐渐增加(每年 7.1/1 000 和每年 8.2/1 000),而无钙化积分的患者冠状动脉粥样硬化性心脏病的发病率很低(每年 0.9/1 000)。

糖尿病人群:糖尿病患者的冠状动脉粥样硬化性心脏病发病率非常高。在糖尿病患者中,心肌缺血的发生率与 CAC 呈正相关,随着 CAC 数值的增加,其冠状动脉粥样硬化性心脏病的发生率呈递增趋势。无论有无糖尿病,CAC＝0 时都预示着短期病死率较低(每 5 年为 1％)。

肾衰竭患者:肾小球滤过率降低是冠状动脉钙化进展的主要决定因素。CAC 值随着肾功能的下降呈增加趋势。

2.MSCT 冠状动脉成像

(1)冠状动脉狭窄的判定:冠状动脉 CTA 作为诊断冠状动脉狭窄的一项无创性检查手段已经得到广泛认可。冠状动脉 CTA 对于冠状动脉狭窄的评价大致参考了传统的冠状动脉造影。在日常工作中,导管造影对于管腔狭窄严重程度的判断大多基于目测法或是主观经验估计。更加客观的定量评价在临床上并不常用,多是用于那些结果模棱两可的病例或是用于科研工作。与之类似,虽然大多数图像后处理工作站提供半自动软件分析管腔狭窄,但在日常工作中,冠状动脉 CTA 评价管腔狭窄也是通过目测法或是主观经验。有研究显示,不同医师对同一狭窄病变的判断结果的差异约为 20％;同一名医师,对同一狭窄病变,在不同时期做出的结果判断差异也约为 20％。但是这种差异不会构成结果判断上大的差异。

目前 MSCT 冠状动脉成像评价冠状动脉狭窄的方法分为目测直径法、直接测量法、计算机自动血管分析软件(quantitative coronary artery analysis of computed tomography coronary angiography,QCT)定量分析法。管腔狭窄程度的定量分析是基于狭窄节段管腔与狭窄前后正常节段管腔直径平均值的比。公式:狭窄直径％＝(1－狭窄的最小管腔直径/参考的正常节段管腔直径平均值)×100％。需要指出的是,QCT 法通过画出一段血管,计算机自动测出该段血管中最狭窄处的狭窄的面积百分比和直径百分比,以及该段血管的长度。该方法所得结果受图像质量、像素大小等因素的影响,因此 QCT 的分析结果目前仅作为判断狭窄程度的一个辅助工具,不能完全依赖 QCT 来判断管腔狭窄程度。

冠状动脉狭窄程度判断的方法包括直径狭窄程度和面积狭窄程度。通常冠状动脉直径狭窄分为四级:Ⅰ级,轻度狭窄,冠状动脉狭窄程度＜50％;Ⅱ级,中度狭窄,冠状动脉狭窄程度 50％～75％;Ⅲ级,重度狭窄,冠状动脉狭窄程度大于 75％;Ⅳ级,次全-完全闭塞,99％～100％(图 4-7)。根据冠状动脉直径的狭窄程度并利用圆面积的计算公式 $S＝\pi r^2$,粗略地计算出面积狭窄程度,对应关系如下。直径狭窄 50％、70％和 90％,分别对应狭窄面积约 75％、90％和 99％。临床常用的为管腔直径狭窄的程度,因为它更类似于血管造影的评价方法。而面积狭窄程度更类似血管内超声(IVUS)的评价方法。

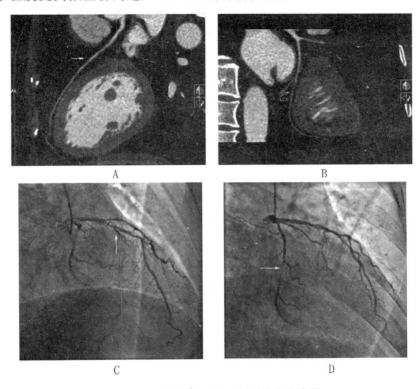

图 4-7 冠状动脉 CTA 与冠状动脉造影

A.冠状动脉 CTA 前降支近中段管壁不规则伴多发狭窄;B.冠状动脉 CTA 左旋支远段管腔严重狭窄;C.造影证实前降支近中段管腔不规则伴管腔多发狭窄;D.冠状动脉造影证实左旋支远段管腔闭塞

MSCT 诊断狭窄程度分为以下层次:$<50\%$;$50\%\sim75\%$;$>75\%$;次全闭塞或全闭塞,这与常规冠状动脉造影对冠状动脉狭窄程度的估计精确到百分数不同。由于 MSCT 时间分辨率的限制,从图像中不能根据血流速度、侧支循环等情况间接判断管腔狭窄程度。由于 MSCT 空间分辨率的限制,管腔狭窄程度相差 20%,在图像中所显示的直径狭窄相差 $0.4\sim0.8$ mm,不足 2 个像素,在评估过程中相对误差较大,为了更客观地反映管腔狭窄程度,临床上选择了以上的分度方法。因此,当 MSCT 诊断管腔狭窄程度为 $50\%\sim75\%$ 时,它的准确性并不够高,常常不如狭窄程度 $>75\%$ 的病例,而且难以判断狭窄程度是否到了需要血运重建的程度,只有建议进一步行冠状动脉造影检查,才不会遗漏需要冠状动脉介入治疗的患者。

冠状动脉狭窄病变范围分为以下几类。①局限性狭窄:长度＜10 mm 的狭窄;②节段性狭窄:长度 10～20 mm 的狭窄;③弥漫性狭窄:长度＞20 mm 的狭窄。严重冠状动脉闭塞性病变指的是至少有一支主要的冠状动脉直径狭窄≥70％或是左主干管腔狭窄≥50％。

冠状动脉 CTA 对于复杂病变(完全闭塞、开口受累、分叉病变、弥漫性病变等 AHA 推荐的 C 型病变)的显示可以为临床医师提供具有一定临床价值的额外信息,如冠状动脉 CTA 显示为复杂病变,这将预示着介入手术的时间可能会延迟以及对比剂用量会增加。慢性完全闭塞病变是冠状动脉介入治疗(PCI)的一个难点,并发症发生率以及再狭窄率高,而且对比剂用量大,患者接受辐射剂量高。PCI 手术成功率低的原因多为导丝无法通过病变,因为术前临床医师无法知道闭塞病变的长度、阻塞血管的走行以及钙化的严重程度。冠状动脉 CTA 正好能够为临床医师在术前提供这些有价值的信息,帮助他们制订治疗方案,如选择不同的导丝或是放弃介入治疗而选择冠状动脉搭桥手术。血管分叉处是粥样硬化斑块的好发部位。临床上将血管分叉主干及分支血管开口 5 mm 的范围内存在≥50％的狭窄的病变称为分叉病变。分型方法较多,如 Lefevre 分型、Safian 分型、Medina 分型等,目前冠脉分叉病变分型的"金标准"为血管内超声。一些研究表明,冠状动脉 CTA 能够很好地显示冠脉分叉病变并对其分型,对分叉病变介入治疗具有重要的参考价值,同时它也能够测量分叉成角大小,弥补了冠状动脉导管造影的不足。

目前已有大量有关冠状动脉 CTA 与冠状动脉导管造影对比研究的国内外文献报告。随着图像质量的不断提高,最新一代 CT 扫描仪显示可用于诊断冠状动脉节段的比例最高,但无论哪一代机型,冠状动脉 CTA 诊断冠状动脉狭窄的阴性预测值都是保持一致的。冠状动脉 CTA 假阴性结果极少,极少数管腔狭窄＞50％的患者可能被冠状动脉 CTA 漏诊,而且这一数字在所有的机型都差不多,并且大多数被漏诊的狭窄位于血管远段,并且不需要进行血运重建。但是,冠状动脉 CTA 有高估管腔狭窄程度的倾向。造成假阳性结果的主要原因是动脉壁钙化以及部分容积效应导致小血管显示不佳。冠状动脉 CTA 阳性预测值中等。因此,冠状动脉 CTA 仍然被认为是一项排除严重冠状动脉狭窄的可靠手段,而不是用于评价狭窄严重程度。

(2)冠状动脉斑块分析:MSCT 可以对冠状动脉管腔狭窄与否做出评判,同时能够对冠状动脉斑块进行定量评价,通过评价斑块成分帮助鉴别稳定斑块和非稳定斑块。一项入选 26 名患者的研究显示,以血管内超声为参考标准,64-MSCT 检出斑块的敏感性为 97.4%,特异性为 90.1%,阳性预测值为 89.7%,阴性预测值为 97.5%(图 4-8)。随着 CT 技术的进展,评价斑块的特征已经成为可能。然而,MSCT 对于斑块成分的评价,特别是薄层纤维帽的显示,仍然处于试验研究阶段。

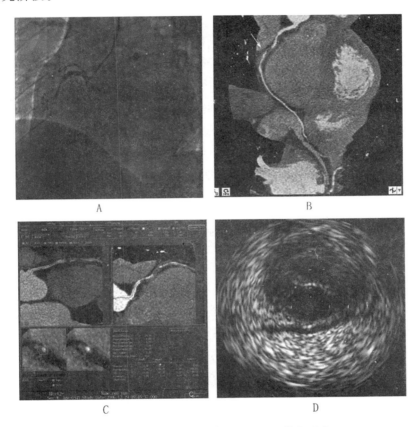

图 4-8　CTA 与血管内超声非钙化斑块脂质池

A.右冠状动脉近段管腔闭塞;B.冠状动脉 CTA,右冠状动脉近中段弥漫
性斑块,管腔严重狭窄-次全闭塞;C.CT 斑块分析软件,右冠状动脉狭窄
部位横轴位,红色表示脂质池;D.血管内超声显示非钙化斑块脂质池

CT 按照斑块的特征将斑块分为:钙化斑块、非钙化斑块以及混合斑块。研究表明血管内超声显示的"低回声"斑块在 CT 上表现为 CT 值[(14±26)HU]低于纤维斑块[(91±21)HU]或是钙化斑块[(419±194)HU]。也有研究表明,CT 值(49±22)HU 为软斑块,(91±26)HU 为纤维斑块,(391±156)HU 为钙

化斑块。尽管 CT 能够显示斑块内的各种密度,但是各种成分的 CT 值存在很大程度的重叠。另外,血管内的对比增强也会影响斑块的 CT 值,导致对斑块诊断的变异。与血管内超声比较,64 层 CT 诊断非钙化斑块的敏感性为 84%,特异性为 91%,特别是对于冠状动脉近段的斑块。但是想要显示不稳定斑块的微细解剖细节和炎性改变,这远远超出了 CT 目前的能力。

3.评价心功能

MSCT 可用于评价整体和局部左心室收缩功能,但考虑到对比剂、X 线辐射以及时间分辨率的限制,目前应用 MSCT 分析心功能还没有被临床普遍接受。使用回顾性心电图门控获得的数据进行多平面重建图像后定量分析左心室容积和功能,间隔 5%~10% 重建整个心动周期,获得 20 个或者 10 个期相,并且能以电影的形式播放。选择与心脏轴线一致的层面是正确分析整体和局部心脏功能的关键。从轴位图像获得最初的定位图像,从心尖与左心室基底部中线的连线产生左心室两腔心层面图像。以此图像为基准,通过心尖至左心室基底部的连线产生水平长轴四腔心平面图像。通过心脏长轴图像,可以得到一系列的心脏短轴图像。选择左心室的舒张末期和收缩末期,后处理软件能够自动描绘心内膜的边界,在需要的地方进行手动修改。就像 MRI 心功能分析软件采用总和原则分析整个三维数据从而获得左心室容积和射血分数的定量分析数据一样,CT 获得的断层数据没有假想左心室几何形态,因此能够准确评价左心室功能。

20 世纪 80 年代中期,电子束 CT 测量的正常成人心功能参考值:左心室心肌质量为 (98 ± 18) g,舒张末期容积为 (73 ± 19) mL,收缩末期容积为 (24 ± 8) mL,每搏输出量为 (48 ± 11) mL。尽管绝大部分早期研究用的是电子束 CT,但是它所得到的许多结果已经被采用,并且得到 MSCT 的验证。

由于用于评价心功能的数据大多来自可疑冠状动脉粥样硬化性心脏病患者的冠状动脉 CTA,因此目前尚无正常人群的 MSCT 测量右心室容积和功能的参考值。已经有研究报道,MSCT 显示右心室容积增大的一些疾病,如肺动脉栓塞,患者预后较差。MSCT 计算右心室舒张末期容积平均为 (155.4 ± 54.6) mL,收缩末期容积为 (79.1 ± 37) mL,每搏输出量为 (76.2 ± 20.2) mL,右心室射血分数为 $50.8\%\pm8.4\%$。

目前,在负荷状态下,MSCT 评价心功能由于受到时间分辨的限制,尚不能用于观察室壁运动或多巴酚丁胺诱发的室壁运动异常。MSCT 在对于各种临床状况的诊断效能和判断预后方面的应用尚需进一步前瞻性研究。

MSCT 已用于评价冠状动脉粥样硬化性心脏病患者的局部室壁运动情况,

通过测量室壁厚度、心肌增厚率等指标，评价冠状动脉粥样硬化性心脏病患者是否出现室壁运动异常及运动异常的程度、范围。与心电门控定量SPECT（QGS）相比，MSCT在探查局部室壁运动方面更加优越，并且可以测量左心室舒张功能参数。有研究显示，MSCT测量舒张末期和收缩末期局部室壁厚度与MRI结果有很好的相关性，但是明显低于MRI测量值。回顾性心电门控CT能够准确估计左心室局部室壁增厚率。但MSCT倾向于低估室壁运动异常的程度。通过提高时间分辨率可以提高发现室壁运动异常的敏感性。一些研究显示，由于时间分辨率的提高，双源CT不仅能够准确评价整体心功能，而且还能提供更加可靠的关于局部室壁运动的数据。

4.评价心肌灌注

虽然多个单中心和多中心的研究结果已经肯定了心脏CT诊断冠状动脉狭窄的准确性，但是此项技术诊断冠状动脉狭窄病变所引起的功能改变目前尚未明确。心肌灌注显像以及导管造影在诊断心肌缺血和冠状动脉狭窄方面具有提供补充信息的潜力。而只利用一种影像学手段就能获得上述两种信息的这种潜能是非常有吸引力的。CT显示出在这方面的一些潜在应用前景。

大多数早期动物研究用的是梗死动物模型评估灌注缺损，结果显示CT能够准确显示心肌梗死区域静息状态下的心肌灌注缺损。他们认为CT测量的心肌密度比率（心肌密度/左心室血池密度）与微球测量的心肌血流量有很好的相关性。作为CT的一项扩展功能，评价心肌灌注最近被用在一些人体和动物研究中识别负荷状态下的心肌缺血。目前，在该领域内动物研究用的是"狭窄模型"，以此鉴别那些在静息状态下无流速限制，而在负荷状态下出现心肌灌注缺损的病变。但仅仅有少数人体研究显示负荷状态下MSCT心肌灌注的可行性。

（1）CT心肌灌注用于动物实验研究：用CT研究急性心肌梗死和实验动物模型可以上溯到20世纪80年代末。目前，MSCT已经用于冠状动脉闭塞动物模型的心肌灌注研究。CT定量分析显示梗死心肌CT值与正常心肌CT值存在明显差异[(32.1±8.5)HU vs (75.6±16.7)HU]，并与微球测量的血流量密切相关。CT显示灌注缺损的体积与心肌组织TTC显示的体积相似，但是CT可能会高估心肌梗死范围。这些研究探索了MSCT对于显示心肌低密度区和心肌灌注减低等方面的能力。

（2）CT心肌灌注用于人类研究：Nikolaou和同事研究了30名有慢性心肌梗死或是可疑冠状动脉粥样硬化性心脏病的患者，比较了MSCT心肌灌注与负荷MRI心肌灌注和延迟MRI的区别。在这项研究中，所有患者接受MSCT和

MRI检查的时间间隔为（10±16）天。MSCT准确发现17个灌注缺损区中的13个（敏感性为76%，特异性为92%，准确性为83%）；然而6个灌注缺损与陈旧心肌梗死无关，使诊断的敏感性降低到50%，MSCT心肌灌注在静息状态下完成，而负荷MRI是用药物诱发的血流减低。与MRI延迟增强相比，MSCT发现心肌梗死的敏感性为91%，特异性为79%，准确性为83%。MSCT发现的10个梗死区域心肌CT值明显减低，与延迟MRI有很强的相关性（$r=0.98$），但是16-MSCT与延迟MRI相比，前者可能会低估梗死体积和梗死区域心肌[（53.7±33.5）HUvs（122.3±25.5）HU]。双源CT双能量扫描模式为我们研究心肌灌注提供了一种新的方法。通过设置A、B管球于不同的能量水平，计算出心肌内碘在不同能量下衰减差值，利用差值反映心肌内碘的含量。双能量CT通过一次扫描既能获得冠状动脉形态学信息，又能同时评价病变冠状动脉的血流动力学改变。以冠状动脉造影和SPECT为参考标准，双源CT双能量心肌灌注不仅能够诊断冠状动脉狭窄，而且能够准确反映心肌灌注异常区，提高对冠状动脉粥样硬化性心脏病诊断的准确性。

腺苷负荷下256排CT评价心内膜下心肌灌注缺损，以CTA诊断冠状动脉狭窄≥50%为参考，负荷MSCTMPI诊断冠状动脉狭窄的敏感性为85%，特异性为77%，而SPECT的敏感性为69%，特异性为74%。与"金标准"相比较，结合冠状动脉CTA≥50%狭窄和SPECT，256排CT诊断心肌灌注缺损的敏感性为78%，特异性为90%。虽然这些仅是初步研究结果，但他们认为MSCT发现心肌缺血有中等敏感性和较高的特异性。我们使用320排CT腺苷负荷下诊断心肌灌注缺损的初步结果显示，以SPECT结果为参考标准，腺苷负荷CT心肌灌注的敏感性为76.35%，特异性为86.09%，阳性预测值为61.68%，阴性预测值为89.19%。对于这一领域的MSCT研究相对较少，而且许多研究的方法在不断地提高。Bastarrika等研究了腺苷负荷下CT动态心肌灌注，以负荷MRI心肌灌注为参考标准，诊断心肌灌注缺损的敏感性为86.1%，特异性为98.2%，阳性预测值为93.9%，阴性预测值为95.7%。半定量分析显示缺血心肌与正常心肌增强斜率有明显差异。CT动态心肌灌注还能够计算出心肌血流量，正常心肌血流量负荷状态下为（1.21±0.31）mL/min，在静息状态下为（0.82±0.22）mL/min。缺血心肌在负荷状态下血流量为（0.65±0.21）mL/min，静息状态下为（0.63±0.18）mL/min。梗死心肌在负荷状态下心肌血流量为（0.57±0.22）mL/min，静息状态下为（0.54±0.23）mL/min。但目前，MSCT扫描序列用于可疑心肌缺血患者的心肌缺血评价尚未被广泛接受。

（3）心肌灌注检查的适应证与禁忌证：目前CT尚不能作为评价梗死心肌或是灌注缺损的首选检查手段，但是对于那些已经接受冠状动脉CTA检查的患者，只要发现有灌注缺损的区域对于识别梗死的心肌还是很有帮助的。CT检查的禁忌证包括肾功能不全和碘对比剂过敏。尽管现在CT辐射水平已经相对较低，但是对于那些有潜在危险、可能对辐射发生严重反应（如年轻女性）的个体，CT检查仍然被认为是相对禁忌的检查手段。

（4）扫描方法：目前尚无有关CT心肌灌注的标准评价方法。我们所采取的方法是将18～20 G套管针留置于一侧上肢的手背静脉或是肘正中静脉，需要进行腺苷负荷的患者用18～20 G套管针留置于另一侧上肢。扫描方法同冠状动脉CTA检查方法。无论是静息扫描（冠状动脉CTA扫描）还是负荷扫描，检查前均不给予患者口服或是静脉注射硝酸甘油或是β受体阻滞剂。

静息灌注扫描：同冠状动脉CTA。此时采集到的图像反映的是心肌早期灌注情况，如果发现心肌密度减低区域代表灌注缺损。

负荷灌注扫描：在静脉滴入或是泵入腺苷时采集图像。应该在腺苷[0.14 mg/(kg·min)]注入3分钟以后开始采集图像，图像采集过程中腺苷持续注入直至图像采集结束。腺苷负荷过程中要监测患者的心率，因为某些患者有可能出现束支传导阻滞或是低血压。

心肌延迟扫描：对比剂注入后5～10分钟，进行心肌延迟扫描。我们建议使用前瞻性心电门控、尽量减少扫描长度、使用较宽的准直宽度和低kV以减少患者的辐射剂量，而且低kV也能够提高对比度分辨率。

与MRI相比，CT空间分辨率较高，而图像对比分辨率却较低。另外，伪影也表现为低密度区而导致结果的误判。CT伪影主要来自心脏运动和图像的噪声。线束硬化伪影（当X线穿过高密度物体时它的能量发生衰减）造成心肌密度减低。线束硬化伪影一般都是由金属物造成的，但是当心室内充满对比剂时也会导致一些硬化伪影出现。真正的灌注缺损在经过多期重建之后依然存在。将心肌灌注和功能分析相结合对于提高CT检查的特异性非常有帮助。

（5）后处理方法及图像判读：CT图像后处理相对比较简单。操作者必须将数据进行多期重建，从中挑选最理想的期相。虽然灌注缺损区在每个期相均会出现，但是评价它的最佳期相还是应该在舒张中期（65%～75%R-R间期）。尽管每个CT生产商提供了不同重建卷积值（kernel值），但是建议使用平滑重建算法（如B20 kernel）以减少图像噪声。偶尔由异位心律（房性期前收缩或是室性期前收缩）引起的图像错配也会造成阶梯状伪影，使用心电图编辑有时会减少这些伪影。

厚 MPR(如 8 mm)短轴图像用于评价心肌灌注缺损。增加图像重建厚度增加体素的体积可以降低图像噪声，提高低对比度分辨率。一般选用较窄的窗宽、窗位观察灌注缺损(窗宽 200，窗位 100)。采用 AHA 推荐 17 节段法，评价负荷灌注图像时应该结合静息灌注图像以确定可逆性灌注缺损还是固定性灌注缺损。在进行对比观察时要求观察者必须确保静息和负荷图像在同一个层面、同一个期相且层厚相同。

目前尚不推荐 CT 作为评价心肌灌注的首选检查手段，但是对于已经接受冠状动脉 CTA 检查的患者，出现静息灌注缺损时对于判断梗死心肌还是很有帮助的。在这些区域，CT 值再结合室壁厚度、是否扩张、室壁运动是否异常，就能够鉴别急性或慢性心肌梗死，可以提示是否存在存活心肌。

5.CT 评价心肌活性

MSCT 作为一项无创性影像技术最初主要是用于评价冠状动脉解剖和管腔狭窄。冠状动脉 CT 造影能够提供整个心脏三维容积数据，将整个心动周期进行多期相重建，并且还可以提供心功能信息，如左心室容积、射血分数和心肌质量。一些研究表明 MSCT 测量左心室容积和左心室射血分数与 MRI 结果有很好的相关性。

MSCT 还可以用于评价心肌活性。与首过灌注 MRI 相似，动态增强 MSCT 上低灌注区与灌注正常区域相比密度减低。CT 值差异区分急性和陈旧性心肌梗死。CT 心肌灌注上陈旧性梗死心肌 CT 值[(−13±37)HU]显著低于急性心肌梗死的心肌[(26±26)HU]和正常心肌[(73±14)HU]。将 CT 延迟强化方法用于急性和慢性心肌梗死的动物模型，发现 CT 上梗死的范围和透壁程度与组织病理一致。心肌延迟强化的峰值出现在注入对比剂 5～10 分钟，梗死心肌 CT 值超过正常心肌 20 HU 即被认为有延迟强化。急性和慢性心肌梗死在 CT 上的特征表现为延迟强化，而那些发生微血管阻塞的区域表现为无强化，即所谓的无复流区。有研究显示以梗死心肌节段为单位，低剂量前瞻性心电门控 CT 延迟增强诊断与心脏 MRI 延迟增强有很好的一致性。两者诊断心肌梗死的程度亦有良好的一致性。梗死心肌 CT 值高于正常心肌 CT 值[(100.02±9.57)HU vs(72.63±7.32)HU]。CT 低剂量前瞻性心电门控延迟增强扫描序列的辐射剂量为(0.99±0.08)mSv。而且 MSCT 心肌灌注缺损与延迟强化还能够预测梗死心肌功能恢复情况，目前认为在基线水平就有功能异常的心肌节段，其功能恢复与灌注缺损和延迟强化的存在和大小有关。

心脏 CT 是一项发展很快的影像技术,但是也面临着电离辐射以及碘对比剂所造成的一些伤害。据报道 64 排 CT 回顾性门控螺旋扫描在不使用心电图电流调制技术时,放射线剂量为 $15\sim20$ mSv,使用心电图电流调制的放射线剂量为 $9\sim14$ mSv。器官辐射剂量:肺为 $42\sim91$ mSv,乳腺为 $50\sim80$ mSv。这些都与不可忽视的威胁人类寿命的癌症相关。前瞻性心电门控、降低 kV 等方法能够有效降低患者的辐射剂量。MSCT 的局限性在于对比剂的使用增加,对比剂诱发肾病或变态反应的发生。

(四)MRI 成像

1.MRI 评价冠状动脉粥样硬化性心脏病患者心脏形态

心肌缺血比较严重时,可发生心脏形态学改变,主要包括相应供血区域局部心肌变薄,心腔扩大;但在多数情况下,缺血心肌往往无明显形态学改变,而表现为功能的异常。

心肌梗死时心肌信号会发生变化。心肌含水量的多少与心肌 T_2 弛豫时间呈线性相关。急性心肌梗死 24 小时后即可在 T_2WI 表现为信号增强,$7\sim10$ 天梗死区心肌表现为高信号,而且梗死区心肌信号强度越强,与正常心肌之间的对比就越明显。在急性期梗死心肌周围存在明显水肿,所以高信号面积大于真正的梗死范围。亚急性期心肌水肿逐渐消退,异常心肌信号面积与实际梗死范围大致接近。慢性期由于梗死心肌瘢痕形成,水分含量减低,故心肌信号强度低于正常心肌组织。

节段性室壁变薄是陈旧性心肌梗死的重要形态学改变,它的病理基础是坏死心肌组织吸收以及纤维瘢痕形成。诊断标准:梗死区室壁厚度小于或等于同层正常室壁厚度的 65%。MRI 可通过测量室壁厚度来鉴别透壁瘢痕和存活心肌,即舒张末期室壁厚度<5.5 mm 则为透壁瘢痕组织。

2.MRI 评价冠状动脉粥样硬化性心脏病患者心脏功能

MRI 能够定量评价整体的收缩功能和局部室壁运动异常,并且能为冠状动脉粥样硬化性心脏病的诊断提供帮助。另外,药物负荷状态下的功能和灌注MRI 已经可以对冠状动脉粥样硬化性心脏病作出敏感的诊断。在一些经验丰富的影像中心,已经开始使用运动负荷 MRI 评价缺血性心脏病或是可疑缺血性心脏病患者。随着 MRI 技术的不断进步,一些新的方法被用于评价冠状动脉粥样硬化性心脏病及其并发症。MRI 可以提供一些其他无创性影像技术,如超声心动图、核素心肌显像、CT 等无法提供的额外信息。

用 SSFP 序列获得连续短轴计算出来的容积数据定量分析心肌质量、心室容积、每搏输出量和射血分数。正确识别心室基底部对于确定左心室容积和左心室射血分数都非常重要。在心室收缩末期和舒张末期，每一个短轴层面要手工描记左心室心内膜和心外膜（图 4-9）。由于手工平面求积法的时间限制，现在已经开发了自动和半自动描记方法。一些采用动物实验对比手工、半自动和自动描记技术的研究结果显示，手工描记比全自动描记的心脏内外膜轮廓所计算出来的结果更加接近于体外测量结果，但是手工描记轮廓所计算出的结果高估了左心室的真实容积。心脏边缘确定以后，所有层面的血池面积乘以层厚得出心室容积。心脏内膜与外膜的容积差值得到心肌的体积，再乘以心肌重力指数（1.05 g/cm^3）就可得到心肌质量。

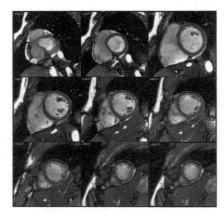

图 4-9 左心室短轴描绘左心室心内膜和心外膜

MRI 能够准确显示节段性室壁运动并定量分析收缩功能。心肌与血池间的良好对比有利于测量室壁厚度、舒张末期和收缩末期容积以及左心室射血分数。在计算整体心功能参数时，假定左心室形态是均匀一致的，就像超声心动图等其他无创性影像学检查手段在计算左心室功能时一样，会导致一些计算的误差。当左心室形态变形时，例如扩张型心肌病或是心肌梗死后，这种假设就会被放大，从而导致计算的错误。由于 MRI 采集的是心脏的断层影像，不存在有关左心室形态的假设，因此，MRI 的容积测量能够更加准确地对心功能进行定量分析。

在有经验的影像中心，运动负荷 MRI 已经应用于健康成人或是正处在实验阶段，然而它在诊断缺血性心脏病方面的应用和可行性上还需要进一步验证。目前药物负荷已经被推荐用于临床。负荷药物包括腺苷、双嘧达莫和多巴酚丁胺。虽然血管扩张剂也能够诱导缺血心肌发生室壁运动异常，但是在血管扩张剂负荷下，任何电影影像技术发现心内膜下心肌缺血的敏感性都较低。

伴随临床应用指南的更新，多巴酚丁胺负荷 MRI 已经成为识别缺血所致室壁运动异常常用的影像技术。在一项较大样本的研究中，以冠状动脉导管造影为参照标准，多巴酚丁胺负荷超声心动图与多巴酚丁胺负荷 MRI 进行比较，负荷 MRI 更容易发现可疑冠状动脉粥样硬化性心脏病患者狭窄冠状动脉供血区域的室壁运动异常。负荷 MRI 诊断冠状动脉狭窄准确性为 86%（敏感性为86%，特异性为 86%），要高于负荷超声心动图（76%）。超声心动图图像质量欠佳的患者，负荷 MRI 也能得到相似的检查结果（准确性为 83%，敏感性为 83%，特异性为 83%）。多巴酚丁胺负荷 MRI 结果对患者的预后也具有指导意义。多巴酚丁胺负荷 MRI 正常患者预后很好，而异常患者将增加发生心血管事件的风险。节段性室壁运动异常分为四级：正常、运动减低、运动消失和矛盾运动。所有被评节段分值总和除以节段数等于室壁运动得分。室壁运动 1 分代表室壁运动正常，得分越高预示室壁运动异常越重。多巴酚丁胺负荷中随着多巴酚丁胺剂量的增加，室壁运动和收缩期室壁增厚未见增加或者反而减低，即被认为是异常。

虽然有很多 MRI 技术能够评价局部心肌功能，但是 SSFP 仍然是最常用的评估室壁运动的序列，室壁运动分为室壁运动正常、运动减低、运动消失和矛盾运动。另外，很多定量评价局部心肌功能的方法也应用于临床。MRI 不仅能够清晰显示心脏的解剖细节，而且能够用于评价心室肌的活动和变形，定量测量室壁运动。位移图像对于评价心肌收缩功能非常有用。此项技术包括测量组织成分随时间的变化，类似于荧光透视检查中示踪置入的放射性标记物。取代应用的体外标记物，可控的多方位组织质子网格被用于非侵入性标记物。相位调解技术允许同时追踪图像的所有体素并进行测量。

位移的区域是计算心肌张力、张力率以及心肌扭力功能图的基础。张力表示局部位移，通过计算邻近体素的位移矢量的不同而获得。心肌的扭转力代表心室壁沿心室长轴旋转，通过计算每一个体素的旋转得到心肌扭转力图。

早期的位移影像方法用的是密度调节法。Zerhouni 提出用心肌标记法定量局部心功能的概念。心肌上无磁化强度的低信号放射状及线性网格线被称为标记。标记持续的时间与 T_1 弛豫时间相当，并随心肌一起运动。通过直接识别网格标记的位移矢量交叉点在强度图中的位置可以定量分析位移矢量。

除了显示强度，通过调节 MRI 信号的期相能够追踪各个体素的运动情况。相位方法的优点是能够测量每一个体素位移矢量。Aletras 和同事开发了一项技术,通过使用更加快速的扫描序列提高传统相位对比速度编码心肌运动方法的时间和空间分辨率。此项技术具有标记和相位速度序列的双重优点,由于它的时间分辨率较高,能够测量持续时间较长和较大的位移,这种方法被称为受激回波位移编码(displacement encoding with stimulated echoes,DENSE)技术,已获得很多的临床应用。

在定量分析局部心肌功能方面,MRI DENSE 位移图是相对较新的观念。它与放射性标记的电影荧光检查一样。与有创的检查技术相比,该技术诊断水平显著提高,并且随着像素-像素测量方法的进展,它可以提供平面内的高密度数据而且覆盖整个心脏。

结合 T_2WI 评价心肌缺血再灌注损伤后心肌水肿,DENSE 技术不仅可以显示濒危心肌,而且能够评价受损心肌恢复的程度和范围。该技术可以评价梗死范围大小,挽救梗死区域的心肌,定量分析新药物或介入治疗是否有效,无创性评估再灌注治疗是否成功。与其他无创性检查手段相比较,MRI 是一项真正的、具有无法比拟软组织对比和图像分辨率的三维成像技术。

3.冠状动脉 MRA

MRI 在显示冠状动脉方面面临的挑战与 MSCT 相似,包括血管的管径,心脏和呼吸造成的运动伪影,血管迂曲以及脂肪和心肌信号的区分等(图 4-10)。目前,冠状动脉 MRI 能够显示冠状动脉的近段和中段,而尸检显示 95% 的不稳定斑块位于此处(图 4-11)。

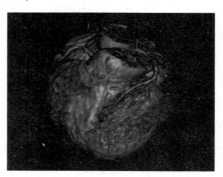

图 4-10　全心冠状动脉 MRI

三维重建显示前降支、对角支及部分右冠状动脉

一项使用导航门控三维 MRA 的多中心试验报道,冠状动脉 MRA 诊断冠心病的准确性为 72%,诊断左主干病变和 3 支病变的敏感性、阴性预测值分别为 100% 和 100%。然而,大多数研究称冠状动脉 MRA 的预测价值不如 MSCT,还

没有足够的证据支持把冠状动脉 MRA 应用于急性胸痛患者去发现冠状动脉病变或是筛查高危患者。

冠状动脉 MRA 可以用于显示桥血管的通畅与否,沿着桥血管的走行,相邻轴位层面桥血管是通畅的(SE 序列信号缺失,GRE 序列呈亮信号)就能排除桥血管的阻塞病变。与 MSCT 相比,MRA 很少受到冠状动脉钙化伪影的影响。冠状动脉支架会造成信号缺失,这依赖于支架的材质和 MRI 序列;与钽支架相比,不锈钢支架伪影较重。评价血流和直接评价支架近段和远段也能够为支架通畅与否提供间接证据。

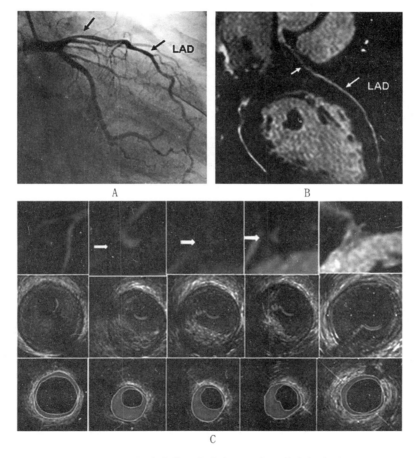

图 4-11　冠状动脉前降支狭窄,MR 与血管内超声对照

A.冠状动脉造影显示前降支近中段管腔中度狭窄;B.冠状动脉 MRA 显示相同位置管腔中度狭窄;C.冠状动脉 MRI 管壁成像与血管内超声,第一行为冠状动脉 MRI 显示斑块(箭头),下两行为血管内超声显像,从右至左为左主干至前降支近段。冠状动脉 MRI 斑块与血管内超声结果有很好的相关性

(五)核医学

核医学心肌灌注显像是诊断冠状动脉粥样硬化性心脏病有价值的无创性方法。目前临床上应用最广泛的仍然是运动心电图与心肌灌注显像。但运动心电图的灵敏度与特异性均不高,而心肌灌注显像目前已成为诊断冠状动脉粥样硬化性心脏病的重要手段,药物及运动负荷显像的敏感性和特异性均可达到85%～90%。对各支血管病变的探测,心肌显像也有重要意义,左前降支的阳性率为86%,左回旋支为69%,右冠状动脉为86%。冠状动脉受累支数与显像结果也有明显关系,单支病变阳性率为93%,双支病变为95%,3支病变为100%。

心肌显像对于冠状动脉粥样硬化性心脏病患者心肌缺血的诊断具有重要价值,能反映心肌局部血流及心肌功能,尤其是负荷断层显像定量分析的开展,明显提高了诊断的灵敏度和特异性,均可达到90%,甚至超过90%,而且定量分析对定位以及确定病变程度、范围更客观。

此外,利用心肌灌注显像对判断冠状动脉粥样硬化性心脏病的相对危险性是有帮助的。冠状动脉粥样硬化性心脏病患者发生心脏事件是导致患者死亡的直接原因,因此预测心脏事件的发生是降低病死率的关键。在心肌灌注断层显像中,如存在可逆性心肌灌注缺损,其发生心脏事件的可能性极大,每年心脏事件发生率>50%。心肌灌注显像提示冠状动脉粥样硬化性心脏病患者无心肌缺血,该类患者每年心脏事件发生率<1%。

(六)心血管造影

侵入性冠状动脉导管造影是诊断冠状动脉粥样硬化性心脏病(管腔狭窄≥50%)的“金标准”。尽管各种侵入性较小的方法包括各种负荷影像能够诊断冠状动脉粥样硬化性心脏病,但是35%接受导管造影检查的患者并没有显著的管腔狭窄,因此更加需要较好的无创性检查方法。然而,冠状动脉造影的假阴性结果并没有得到较为正确的评估,一项有关冠状动脉解剖对照研究显示冠状动脉导管造影显著低估了44%患者的病变程度。冠状动脉CTA测量的管腔狭窄与所测量的分级血流储备功能严重程度相关性较差。这些研究结果显示,造影并不是理想的显示冠状动脉狭窄的方法,它仅仅是通过复杂的方法去显示冠状动脉管腔狭窄,并不一定比功能学研究更加重要。

心脏导管术和冠状动脉造影是当前急性冠脉综合征患者的诊断标准。心脏导管术可以测量心内压力、血氧饱和度以及心排血量,也可以评价左心室功能。冠状动脉造影是显示冠状动脉血管解剖和诊断急性冠脉综合征的“金标准”。冠状动脉造影可以显示病变的部位、严重程度以及病变的形态学,定量测量冠状动脉血流,同时也可以显示侧支循环。

冠状动脉狭窄的判断方法分为以下两种。①目测法;②定量分析法:计算机密度测量法和冠状动脉血管内超声面积测量法。目前,临床工作中多采用目测法,即目测观察判断狭窄处管径比狭窄处近心端和远心端的正常冠脉管径减少百分之多少。定量分析法中,冠状动脉血管内超声面积测量法是判断冠脉狭窄最准确的方法。将超声导管沿导引钢丝送入冠状动脉远端,然后匀速后撤超声导管做连续显像,运用圈边法即可测量出管腔和狭窄处的横截面面积(图 4-12)。临床工作中,可以根据冠脉管径狭窄程度推算出面积狭窄程度,对应关系为直径狭窄 50%、70% 和 90% 分别对应面积狭窄 75%、90% 和 99%。计算机密度测量法使用专业的冠状动脉狭窄程度分析软件对冠状动脉狭窄与否进行判断。它可以准确测量管腔狭窄的程度以及狭窄段的长度。

经皮冠状动脉介入治疗(percutaneous coronary intervention,PCI)利用血管成形术和放置支架同时进行使心肌血管再通。相比溶栓治疗,PCI 病死率低,再梗死发生率低,脑卒中发生率低。PCI 能够迅速恢复阻塞的冠状动脉的血流,并且成功率较高。急性心肌梗死需要尽快/完全重建心肌梗死相关闭塞血管,及时挽救因严重缺血而受威胁的存活心肌组织。因此无论是药物治疗还是 PCI 都是目前治疗急性心肌梗死的最佳手段。急性心肌梗死的急诊 PCI 分为 3 种:直接PCI、补救 PCI 和易化 PCI。即使 PCI 已经达到最佳水平,也并不等于心肌得到良好的血流灌注。TIMI 2 级血流预示心肌灌注不良,即使冠状动脉造影证实TIMI 3 级血流也有 20% 的患者出现微循环损伤,心肌组织灌注不足。冠状动脉造影无复流现象为 TIMI 3 级,而无近段血管阻塞现象。

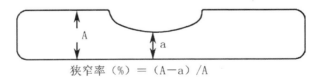

$$\text{狭窄率}(\%) = (A-a)/A$$

图 4-12　冠状动脉狭窄计算示意图

在急诊冠状动脉成像技术中分辨率最好的方法是基于导管的成像技术。血管内超声分辨率为 160 μm,光学相干成像(OCT)的分辨率为 10 μm。OCT 测量红外线的反射,与之相似的有血管内超声,它测量的是声波的反射。OCT 的分辨率非常高,非常高的敏感度显示脂质成分占整个斑块的百分数,包括脂质内的巨噬细胞。由于 OCT 有如此高的分辨率,利用此项技术能够发现薄层纤维帽的动脉粥样斑块。图像采集频率非常高,而且导管内无传感器。血细胞和表皮泡沫细胞的信号衰减以及斑块深部穿透力弱等阻碍了 OCT 的临床应用。由于血流使信号发生散射,因此在 OCT 成像时必须将冠状动脉内血液用生理盐水置换。

近红外线波谱成像是一项基于导管的成像技术。与 OCT 相比,近红外线波谱成像的波长能够穿透血流,能够扫描整个冠状动脉一周,并且具有足够的速度克服心脏运动干扰。所得到的光谱利用算法进行后处理可勾画出斑块的脂质核心。近红外线波谱成像对于斑块的诊断正处于研究阶段。

第三节　急性主动脉综合征

急性主动脉综合征(acute aortic syndrome,AAS)包括主动脉夹层(aortic dissection,AD)、主动脉壁间血肿(intramural hematoma,IMH)、穿透性动脉粥样硬化性溃疡(penetrating atherosclerotic ulcer,PAU)、动脉瘤破裂、外伤性主动脉横断等,是以急性胸痛为主要临床表现的急性主动脉疾病。急性主动脉综合征临床症状没有特异性,需与其他原因引起的胸痛鉴别(如急性冠脉综合征和肺动脉栓塞等),一些患者起病较急,可能未经治疗就已猝死。近年,心脏和大血管外科手术、杂交手术和腔内覆膜支架介入治疗技术的发展和提高以及无创性影像技术(如 MSCT、MRI 和 TEE)临床应用的进展,提高了我们对急性主动脉综合征的诊断和治疗能力。本节重点描述主动脉夹层、IMH、穿透性动脉粥样硬化性溃疡、主动脉瘤破裂和主动脉外伤性动脉瘤的相关内容。

一、主动脉夹层

(一)概述

主动脉夹层是一种病情凶险、进展快、病死率高的急性主动脉疾病。它始发于主动脉壁内膜和中层撕裂形成内膜撕裂口,使中层直接暴露于管腔,主动脉腔内血液在脉压的驱动下,经内膜撕裂口直接穿透病变中层,将中层分离形成夹层。主动脉壁退变或中层弹力纤维和平滑肌病变是主动脉夹层形成的内因,如马方综合征等;而主动脉腔内血流动力学变化(如高血压)是形成的外因。根据文献报道,未经治疗的急性 Stanford A 型主动脉夹层,1～3 天病死率:每小时为

1％～2％,50％以上患者 1 周内死亡,75％以上患者 1 个月内死亡,90％以上患者 1 年内死亡。

(二)病理、分类与临床表现

1.病理

假腔持续扩张和真腔受压变窄或塌陷是主动脉夹层最重要的和最基本的病理生理改变。真腔和假腔之间的内膜和部分中膜构成内膜片(扩张假腔囊壁最初是由薄的内膜片和外膜构成),假腔血液常常破入心包、胸腔(通常是左胸腔),偶尔也可破入腹腔。即使未发生破裂出血,由于流体压力变化,假腔内血液通过薄弱的中膜和外膜外渗,形成纵隔或心包血肿。随着时间的推移假腔逐渐扩张,受累的主动脉管径明显增大和管壁增厚,形成主动脉夹层。主动脉和假腔呈弥漫性扩张,但也可形成局限性动脉瘤,甚至破裂出血。偶尔假腔可部分或完全性血栓化,甚至消失。假腔可能由于血液的充盈而进一步扩张,引起内膜片突入真腔内,使主动脉真腔受压变窄或塌陷,并累及主动脉各分支血管,甚至导致脏器缺血或梗死改变,特别是冠状动脉、头臂动脉、脊髓动脉和腹腔脏器血管(如腹腔干、肠系膜上动脉)、左右肾动脉及双髂总动脉。如果真腔明显受压变窄引起分支血管的所谓动力性缺血,即狭窄或闭塞的分支血管是真腔供血,应用外科手术、覆膜支架置入术和开窗术可降低假腔压力,使受累分支血管部分或完全恢复血流缓解脏器缺血。但受累主要分支血管完全血栓性闭塞或完全由假腔或真假腔同时供血被称为静力学缺血。静力学缺血患者可能会出现以下几种临床情况:①在急性期出现不同程度脏器缺血症状,如急性心肌梗死、脑卒中、脊髓截瘫、肠坏死和下肢缺血等,严重者需急诊外科手术或介入治疗;②大部分静力学缺血患者,外科手术、覆膜支架置入术和开窗术后,脏器缺血会得到相当改善,这主要是由于术后真腔扩大、血流量增加所致;③部分静力学缺血患者的脏器缺血或分支血管灌注没有改善,甚至脏器缺血加重或分支血管灌注下降。这可以解释为什么少数患者在外科手术和介入术治疗后出现脊髓截瘫。

2.分类

分类的目的是指导临床治疗和评估患者预后。DeBakey 分型和 Stanford 分型(图 4-13)是目前被广泛应用的两种主动脉夹层传统国际分型。前者是根据原发内膜破口起源位置及夹层累及范围分型,后者仅以夹层累及范围分型。

(1)DeBakey 分型。DeBakey Ⅰ型:内膜破口位于升主动脉近端,夹层累及升主动脉和主动脉弓,范围广泛者可同时累及胸降主动脉和腹主动脉;DeBakey Ⅱ型:内膜破口位于升主动脉,夹层范围局限于升主动脉;DeBakey Ⅲ型:破口位于左锁骨下动脉开口以远,升主动脉和主动脉弓未受累,夹层范围局限于胸降主动脉者为Ⅲa,夹层广泛者同时累及腹主动脉为Ⅲb。部分 DeBakey Ⅲ型可发生夹层向主动脉弓和升主动脉逆向撕裂,称为逆撕型 DeBakey Ⅲ型。

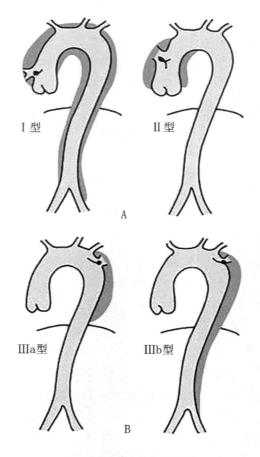

图 4-13　主动脉夹层分型

DeBakey 分型:Ⅰ型,破口位于升主动脉,夹层累及升主动脉及主动脉弓部甚至降主动脉全程。Ⅱ型,夹层仅局限于升主动脉。Ⅲ型,破口位于降主动脉,夹层累及降主动脉。Stanford 分型:A 型包括 De-Bakey Ⅰ型和 DeBakey Ⅱ型;B 型相当于 DeBakey Ⅲ型

(2)Stanford 分型:凡夹层累及升主动脉者均为 A 型,包括 DeBakey Ⅰ型和 DeBakey Ⅱ型;仅累及胸降主动脉为 Stanford B 型,即 DeBakey Ⅲ型。但逆撕型 DeBakey Ⅲ型仅累及主动脉弓为 Stanford B 型,而同时累及升主动脉为 Stanford A 型。

（3）按发病时间分类：以最初症状发作至临床评估或诊断时间长短来定义。急性主动脉夹层是指最初的临床症状出现2周以内，而慢性主动脉夹层是出现在2周或2周以上。主动脉夹层病死率及其进展的风险随着时间的推移逐步降低。

3.临床表现

（1）血流动力学变化。

急性期：病死率或猝死率极高，其血流动力学变化非常复杂。部分患者可表现为不同程度的低血压症状，其主要原因是：①假腔破裂出血导致失血性休克或假腔内血液不同程度渗漏到主动脉周围或胸腔；②假腔破裂出血进入心包导致心包积液或急性心包压塞；③夹层累及冠状动脉导致急性心肌梗死或急性心室纤颤；④夹层累及冠状动脉或主动脉瓣重度关闭不全导致急性充血性左心衰竭。

亚急性期：①一些患者低血压状态可能有一定好转，为患者进一步治疗创造了有利机会，但部分患者假腔内血液进一步渗漏到主动脉周围或胸腔，导致循环血量进一步减低或血流动力学状态进一步恶化。②一些患者血流动力学状态好转或变平稳，几小时、几天或数年没有再发生假腔内血液急性渗漏或破裂出血。③假性低血压：有报道称大约38％的患者两上肢血压及脉搏不一致，此为夹层累及或压迫无名动脉及左锁骨下动脉，这可以造成所谓的"假性低血压"，甚至可能造成不必要的升压和扩容治疗。少数患者急性期没有明显血流动力学变化和临床症状，而被漏诊或误诊。④假腔内血液慢性渗漏或破裂出血引起纵隔血肿和（或）胸腔积血，压迫周围组织可引起如声音嘶哑、吞咽困难和上腔静脉综合征等症状。若引起肺炎和肺不张会出现不明原因的发热和呼吸困难等症状。⑤高血压：高血压或有高血压史也是急性主动脉夹层最常见的临床表现之一，主动脉夹层患者60％～80％有高血压或有高血压史。Spittell等报道的236例主动脉夹层患者中80％伴有高血压。因血压升高可能会进一步扩大夹层撕裂范围或增加假腔内血液急性渗漏或破裂出血的危险，控制患者血压是治疗急性期主动脉夹层的重要措施之一。

（2）疼痛：胸背部剧烈疼痛是急性主动脉夹层最常见的临床症状，占74％～90％。无心电图ST-T改变的胸部和（或）背部等处剧烈不缓解的疼痛是急性主动脉夹层最常见的首发症状（部分患者疼痛不显著，考虑与起病缓慢有关），一般位于胸部的正前后方，呈刺痛、撕裂痛、刀割样痛。常突然发作，很少放射到颈、肩、手臂，这一点常可与冠状动脉粥样硬化性心脏病鉴别。国外学者对急性主动脉夹层患者的疼痛进行分析，发现95％患者有疼痛表现，而其中85％为突发，

64％患者表现为刀割样疼痛,有撕裂痛表现者为51％。73％位于胸部,53％伴背痛,30％伴腹痛。胸主动脉及主动脉弓部夹层以前胸痛为主,降主动脉夹层以胸背痛为主。疼痛的另一特点为放射性,通常与夹层扩展方向一致,当疼痛向腹部甚至大腿放射时,则提示夹层向远端撕裂。

(3)脏器缺血临床表现:主要分支血管受累导致脏器缺血是主动脉夹层最重要的病理生理改变之一,其临床表现如下。①急性心肌梗死:夹层累及冠状动脉开口可导致急性心肌梗死或左心衰竭,患者可表现典型冠状动脉综合征,如胸痛、胸闷和呼吸困难,心电图ST段抬高和T波改变。根据文献报道约38％急性主动脉夹层患者早期被误诊为急性冠脉综合征、肺动脉栓塞或其他胸肺疾病。②脑卒中:夹层累及无名动脉或左颈总动脉可导致中枢神经症状,文献报道3％～6％的患者发生脑血管意外。③截瘫:夹层影响脊髓动脉灌注时,脊髓局部缺血或坏死可导致下肢轻瘫或截瘫。④急性肾衰竭:夹层累及一侧或双侧肾动脉可有血尿、无尿和严重高血压,甚至急性肾衰竭。⑤腹腔脏器梗死:夹层累及腹腔动脉、肠系膜上及肠系膜下动脉可表现为急腹症及肠坏死等。偶尔腹腔动脉受累引起肝脏梗死或脾脏梗死。⑥下肢动脉缺血:夹层累及下肢动脉可出现急性下肢缺血症状,如无脉、疼痛和肌肉坏死等。

(三)影像学表现

急性主动脉夹层是一种急性、危重、临床和病理生理变化非常复杂的主动脉疾病,在临床上快速准确诊断和及时正确治疗非常重要。影像学是其诊断、鉴别诊断、指导治疗和评估预后最重要的手段。影像学检查的主要目的:①根据影像学特征,明确有无急性主动脉夹层,即做出定性诊断;②明确病变程度和范围,夹层是否累及升主动脉,即明确主动脉夹层的分型;③明确内膜破口或再破口(内膜出口)的大小、位置和数量,如果诊断Stanford B型主动脉夹层,需测量内膜破口与左锁骨下动脉开口的距离和远端主动脉弓部管径;④明确主动脉有无扩张及程度,真腔和假腔的大小、形态,真/假腔比值,假腔内是否有完全血栓或部分血栓形成;⑤主要分支血管受累情况,包括冠状动脉、头臂动脉、腹腔动脉、肠系膜上动脉、肾动脉和四肢动脉是否受累,明确有无脏器梗死或灌注减低;⑥Stanford A型主动脉夹层需测量主动脉瓣环、窦和窦管交界管径,明确主动脉瓣膜和窦是否受累、有无主动脉瓣关闭不全及程度或马方综合征;⑦评价左心功能情况;⑧明确有无其他并发症,如心包积液、胸腔积液、主动脉破裂和主动脉瘤等。因此,主动脉夹层综合影像学评价十分重要。

1.胸部 X 线平片

胸部 X 线平片对主动脉夹层的诊断缺乏特异性,然而,胸部放射学检查仍然很重要,因为它可以提示一个潜在的主动脉病理过程,并且常被作为疑似主动脉疾病患者的常规检查。主动脉夹层在胸部 X 线平片上可出现如下表现。

(1)胸主动脉全程或局部(升主动脉或弓降部以远)扩张增宽,急性者边界可较模糊。升主动脉高度扩张者提示继发于马方综合征的主动脉瘤或夹层。

(2)如患者主动脉壁有钙化,则钙化自主动脉壁内移超过 4 mm 提示主动脉壁增宽,钙化部位存在夹层,此为具有诊断意义的征象。

(3)心影可因继发的主动脉关闭不全或心包积液而增大,胸腔积液多发生在左侧或左侧量较对侧量多。

2.超声心动图表现

(1)二维超声心动图。

直接征象。①主动脉增宽:主动脉夹层患者受累主动脉节段常呈不同程度的增宽,其中累及升主动脉者常出现明显扩张。②主动脉腔内出现撕裂的内膜回声:多个切面显示细长的、活动的线状回声,呈波浪状迂回在主动脉腔内,并随心动周期呈现明显的有规律的活动,不与其他心脏结构或主动脉根部平行活动。与邻近正常主动脉壁的单一回声形成明显对比。其内层回声由内膜和中层内 1/3 部分构成,外层回声则由中层外 2/3 部分和外膜构成,沿主动脉长轴方向排列,并将主动脉分隔成为真、假两腔。典型的内膜与所剥离的主动脉壁在收缩期互相靠近(系主动脉真腔内高的收缩压挤压所致),舒张期则因主动脉内压力减低而相互背离回弹(图 4-14)。③真假腔:撕裂的内膜将主动脉分隔为真、假两腔,真腔指血流灌注原主动脉腔,假腔指撕裂内膜与其 IMH 构成的腔。因假腔内血流缓慢而呈现自发性云雾状低回声,当假腔内血栓形成时可见附壁的高回声。血栓形成可分为四级。0 级为无血栓形成;1 级为局限性小血栓形成,对于假腔几乎没有影响;2 级为较大血栓,占据大部分假腔;3 级为血栓完全填满了假腔。④破口:即真、假腔相交通之处,此处内膜回声带可见有连续性中断,断端呈飘带样运动。⑤钙化内膜中心移位:主动脉内膜回声明显增强、增粗并向主动脉腔内移位或向主动脉腔中央靠拢。

伴发征象。①主动脉瓣病变:可能是受主动脉夹层的影响,也可能是主动脉夹层的形成因素。如主动脉夹层累及升主动脉近端造成主动脉瓣环扩张、主动脉关闭对合不良形成主动脉瓣关闭不全或主动脉瓣脱垂,主动脉瓣狭窄患者长期血流冲击主动脉根部造成主动脉中层受损而引发主动脉瘤或主动脉夹层等。

主动脉瓣反流时二尖瓣可出现收缩期震颤。②压迫症状：扩张的主动脉可压迫左心房。③心包积液：大多数升主动脉受累的夹层患者可伴发不同程度的心包积液，心包积液较多时可见压塞征象。有时可发生左侧胸腔积液或纵隔血肿。④室壁运动障碍：如病变延及冠状动脉可引起左心室壁运动异常。

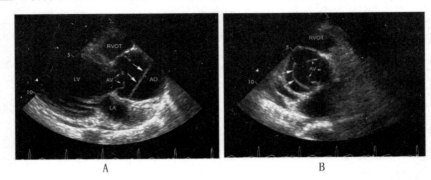

图 4-14　主动脉夹层 Stanford A 型

A.左心室长轴切面于升主动脉内见撕裂的内膜回声（大箭头所示为撕裂的内膜）；B.升主动脉短轴切面见撕裂的内膜将主动脉腔分为真腔和假腔（大箭头所示为撕裂的内膜）

（2）M 型超声心动图。①主动脉增宽：升主动脉内径＞42 mm，主动脉弓和降主动脉内径＞40 mm。②主动脉壁：主动脉前壁、后壁或前后壁增厚，厚度＞15 mm。③漂浮内膜：扩张的主动脉腔内可见漂浮的内膜，该内膜随心动周期呈有规律的活动。但是，仅根据 M 型曲线发现主动脉腔内异常回声带这一征象，容易造成主动脉夹层的假阳性和假阴性诊断。故目前临床上多将 M 型超声心动图与其他超声诊断技术相结合，主要用于观察撕裂内膜随心动周期的活动情况。

（3）多普勒超声心动图：彩色多普勒有助于判断入口与再入口的部位，有时二维图像上并未显示明显的连续中断，而彩色多普勒血流图上可见真腔与假腔间相交通的血流信号。收缩期血流由真腔通过破口流入假腔，真腔中色彩鲜明，假腔中色彩暗淡或不显色。两种颜色由撕裂的内膜相隔离。如假腔中有附壁血栓形成，则仅显示血栓反射，而无血流信号出现。当累及主动脉瓣时，可见不同程度的主动脉瓣反流（图 4-15）。

真腔中血流速度与正常人基本相同，频谱多普勒可记录到类似于正常人相应部位的多普勒频谱；假腔中血流缓慢，可探测到低于真腔中的血流速度，有时延迟出现，有时根本记录不到血流信号。将取样容积置于入口处时，则可记录到收缩期由真腔流向假腔的多普勒频谱。将取样容积置于再入口处时,则可记录到由假腔流向真腔的多普勒频谱。根据频谱多普勒记录到的真假腔间交通血流的速度,可以间接了解真假腔间跨壁压改变,有助于判断夹层内膜剥离的进展和预后(图 4-15)。

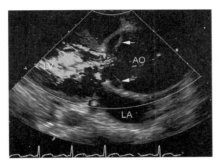

图 4-15　主动脉夹层并主动脉瓣关闭不全
左心室长轴切面于升主动脉长轴切面内见撕裂的内膜回声,舒张期见主动脉瓣反流信号(箭头所示)

(4)其他特殊检查表现。

经食管超声心动图:由于食管紧邻胸降主动脉,目前多主张使用经食管这一重要声窗,可以避开肥胖或胸廓畸形等的影响,得到高质量的主动脉图像。更重要的是食管超声探查范围广泛,可对主动脉的大部分节段进行成像,避免病变信息的遗漏。此外,主动脉夹层患者常接受呼吸机机械通气,经胸超声检查无法实施,经食管则成为必要声窗。

经胸超声心动图:经胸骨上凹显示主动脉弓分支血管有一定局限性,对于主动脉弓、升主动脉远端和降主动脉近端的夹层剥离内膜有无延伸至分支血管、近端有无血栓形成,一般认为结合经食管超声心动图探查较容易。随着双平面和多平面经食管超声心动图检查经验的积累,能进一步了解夹层有无累及冠脉开口的情况。

血管内超声:系将微型超声探头装备置于导管顶端以对血管进行成像的技术,常被应用于冠状动脉内检查,了解动脉粥样硬化和冠脉狭窄、血栓形成等情况。血管内超声除广泛用于冠状动脉病变外,还用于对主动脉、肺动脉等大血管病变的观察。血管内超声可用于观察主动脉内斑块,应用较多的是观察主动脉夹层累及的范围和破口的部位,有助于选择治疗方案、确定支架大小、置入的部位并指导支架的释放。血管内超声导管也可放入食管内观察主动脉夹层并可进行三维图像的重建。由于血管内超声导管较细,明显减轻了患者的不良反应。

左心声学造影:因心脏声学造影剂和谐波技术的发展使左心造影技术日益成熟,声学造影有助于识别主动脉真假腔和内膜撕裂口,能增进超声心动图诊断夹层的能力,有一定的实用性。

三维超声心动图:三维重建技术可以直观地了解主动脉内膜沿主动脉壁剥离的复杂走行,以及主动脉夹层的范围和真假腔关系,有利于理解夹层的空间解剖关系、内膜撕裂的形状和部位,有助于临床治疗方案的制订。

3.CT

CT是主动脉夹层患者最常用的检查方法,CTA对主动脉夹层的诊断敏感性和特异性超过95%。CT的优势是扫描快,空间分辨率高,不仅可以显示三维血管形态解剖,而且可以显示血管腔、血管壁和血管周围结构,这对显示主动脉夹层影像特征(如内膜破口、内膜片和真假腔等)和主动脉壁异常(如主动脉粥样硬化、溃疡、钙化、IMH或附壁血栓)以及主要分支血管受累情况是非常重要的。对于Stanford A型主动脉夹层,由于受心动周期和呼吸运动影响,升主动脉根部可出现运动伪影,内膜片及内膜破口显示较模糊,可通过心电门控技术以减少伪影。与超声和磁共振相比,CT可以进行胸部和腹部非血管疾病的鉴别诊断。主要征象如下。

(1)内膜片:是主动脉夹层诊断的直接征象。横断图像上呈垂直于主动脉腔的线状结构,并将主动脉腔分隔为双腔,即真腔和假腔(图4-16A)。通常内膜片沿主动脉长轴纵向延伸,轴位图像上观察更清楚。但内膜片也可沿主动脉长轴螺旋状撕裂延伸,有时需矢状位、冠状位和斜矢状位观察。

(2)真腔和假腔:即"双腔主动脉"也是主动脉夹层诊断的直接征象。假腔通常位于升主动脉右侧(真腔外侧)、降主动脉左侧(真腔外侧)、主动脉弓部前上部。但在部分病例,夹层呈螺旋撕裂假腔可位于真腔任何方位。假腔通常明显大于真腔。根据主动脉周径撕裂范围,假腔可呈各种形态,例如半月形、三角形、环形等,也可呈"鸟嘴征"和"蜘蛛征"等特征性影像表现。

(3)内膜破口和再破口:在横断图像上表现为内膜片连续性中断,是主动脉夹层诊断的关键点。内膜破口多数位于升主动脉窦上和降主动脉近端(左锁骨下动脉以远)处,但也可发生在主动脉其他部位。CTA和三维CE MRA的连续原始图像和多平面重建图像是显示内膜破口的最好方法,其敏感度超过90%,明显优于X线血管造影和经食管超声心动图(图4-16B)。

(4)分支血管受累及脏器缺血:主动脉夹层可累及冠状动脉和其他主要分支

血管,主要表现为夹层或内膜片延伸至血管开口或血管腔内,引起主要分支血管开口受压、狭窄和闭塞(图 4-16C)。影像学的直接征象是内膜片延伸至血管内、血管狭窄或闭塞;间接征象为脏器或组织缺血、梗死或灌注减低。

(5)其他并发症:横断图像也可显示主动脉夹层的并发症和其他改变,如主动脉瓣关闭不全、左心功能不全、心包积液、胸腔积液、主动脉破裂、假性动脉瘤形成和假腔内血栓形成等。

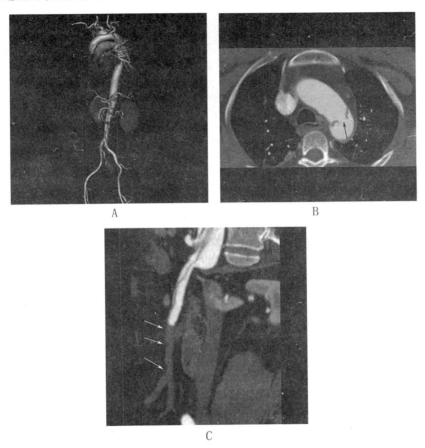

图 4-16　Stanford B 型主动脉夹层 CTA

A.VR 显示自左锁骨下动脉以远降主动脉至双侧髂总动脉中段主动脉呈双腔,头壁血管分支及腹腔干、双侧肾动脉未见明显异常,肠系膜上动脉呈双腔,中远段未显影;B.MPR 示降主动脉近端见内膜片及内膜破口;C.在 MPR 肠系膜上动脉内见内膜片,真腔受压变扁,中远段假腔明显扩张并血栓化

4.MRI 表现

SE T_1 和 T_2 加权像可以提供高的组织对比,将血池、动脉壁和周围软组织分

开。电影亮血序列可以进一步显示内膜片、真假腔的范围以及血流等功能信息（图 4-17）。而且，MR 电影可以评价主动脉瓣及其功能。

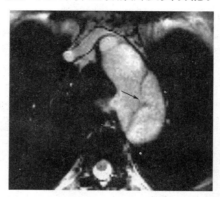

图 4-17　主动脉夹层 MR 电影亮血序列
降主动脉近端见内膜片及内膜破口，并随血流摆动

在黑血自旋回波序列中，真假腔表现为信号流空效应，内膜片为线样等信号结构（图 4-18）。由于假腔血流缓慢并容易形成血栓，所以真假腔之间可以分辨开。如果假腔内存在血栓，内膜片可能无法显示。尽管 MRI 在诊断血流方面优于 CT，但非增强 MRI 检查有时无法鉴别假腔内的缓慢血流和血栓。根据文献报道 MRI 对主动脉夹层诊断的特异度和敏感度接近 100%。其主要优点是：①多平面和多序列成像，可提供主动脉夹层形态、功能和血流信息，有利于主动脉夹层综合评价和复杂性主动脉夹层的诊断；②属无创性和无电离辐射检查，另外，MR 可不用对比剂进行血管成像，也可以用对比剂进行血管成像，但 MR 血管成像应用的是比碘对比剂更安全的钆对比剂；③可同时提供心脏形态结构、功能和主动脉瓣膜功能信息，对于心包积液、胸腔积液和破裂出血等并发症显示更敏感。

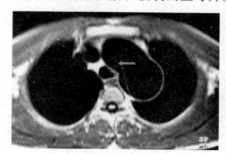

图 4-18　Stanford A 型主动脉夹层 MRI
黑血序列可清晰显示双腔主动脉及内膜片

5.主动脉造影

主动脉造影对于主动脉夹层的诊断近来已被无创性检查方法替代,如 CT、超声或 MRI 检查。在假腔显示不清或双腔均显示不清的情况下,主动脉夹层并不能进行准确的诊断。当假腔血栓化、无内膜撕裂、导管端位于内膜撕裂处以远时,假腔也可能并不显示。另外,由于导管造影并不能直接显示血管壁,所以不能准确评价主动脉的大小,主动脉壁间的特征或主动脉周围的并发症。由于它无法确定血管外的异常,如壁间血肿、假腔血栓化、主动脉周围积液等,造成了高假阴性率。由于它具有创伤性、耗时长等特点,导管造影在主动脉疾病诊断的应用上已大大减少。

(1)直接征象:主动脉造影可显示内膜破口、假腔和双腔主动脉或内膜片。Earnest 等报道主动脉造影可显示 87%假腔、70%内膜片和 56%内膜破口(图 4-19)。

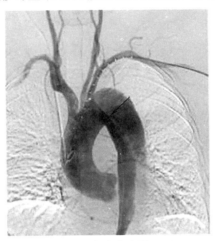

图 4-19　主动脉夹层 DSA

主动脉自左锁骨下动脉以远呈双腔,真腔较假腔窄。真腔与假腔之间可见内膜片

(2)间接征象:如主动脉管腔狭窄或变形、主动脉壁增厚、分支血管异常和主动脉瓣反流等。

(3)对于冠状动脉和周围动脉病变或受累情况显示,选择性血管造影仍为首选检查方法和诊断的"金标准"。但对于 Stanford A 型急性主动脉夹层,通常不主张冠状动脉造影,因为这可能会延误治疗或增加患者出现死亡和并发症的危险性。

二、主动脉壁间血肿

(一)概述

主动脉壁间血肿(IMH)被视为主动脉夹层的一种特殊类型或先兆病变,被称为"没有内膜破口的主动脉夹层"。IMH 是指主动脉壁内血肿形成,无明确的内膜片及内膜破口。目前病因并不十分清楚,可能与高血压、主动脉粥样硬化、主动脉溃疡及结缔组织病等有关。

(二)病理、分类与临床表现

1.病理

IMH 病变倾向于主动脉壁中层病变,多数学者认为由于主动脉中层滋养血管破裂导致主动脉壁环形或新月形增厚,增厚的主动脉壁没有内膜撕裂或溃疡样病变和真假腔血流交通。部分病例由于主动脉壁变得薄弱,在血流动力学作用下管腔扩张形成主动脉瘤;约 33％的病例可进展为主动脉夹层;部分病例血肿可被部分或完全吸收而消退。

2.分类与临床表现

不同类型的 IMH 治疗方案不同。

(1)按照 IMH 累及范围分类:参照 AD Stanford 分型标准,凡 IMH 累及升主动脉者均为 A 型,仅累及降主动脉者为 B 型。

(2)按发病时间分类:以最初症状发作至临床评估或诊断时间长短来定义。急性是指最初的临床症状出现 2 周以内,而慢性出现在 2 周或 2 周以上。

(3)临床表现:临床表现与 AD 相似。

(三)影像学表现

IMH 的临床表现及实验室检查与主动脉夹层、主动脉溃疡相似,但从临床上鉴别非常困难。对 IMH 的诊断主要依赖于影像学技术。

1.X 线平片表现

对 IMH 的诊断缺乏特异性。胸部 X 线平片上可出现如下表现。

(1)胸主动脉增宽。

(2)如患者主动脉壁有钙化,则钙化自主动脉壁内移超过 4 mm 提示主动脉壁增宽,此为具有诊断意义的征象。

(3)心影可因继发的主动脉关闭不全或心包积液而增大,胸腔积液多发生在左侧或以左侧量较对侧多。

2.超声表现

主动脉壁增厚是 IMH 最具特征性的改变,典型的血管壁增厚分布呈新月形,少数也可呈不对称环形增厚,部分患者新月形和环形增厚并存。增厚局部主动脉壁厚度>5 mm,壁间血肿处最大厚度为 32 mm。主动脉壁增厚局部常伴钙化内膜中心移位。主动脉壁呈现不均匀的多层回声或分层现象,有别于正常主动脉壁回声单一、均质的特征。少数患者主动脉壁的不同层间尚可见互相呈剪切状的不同步活动。增厚的主动脉壁内可见小的低回声区或无回声区。在血肿形成的早期阶段,血凝之前,壁间血肿可能是无回声的;血凝处于新鲜阶段时,壁间血肿则可能为低回声的。彩色多普勒成像观察无回声区或低回声区内多无明显血流信号,即使将彩色多普勒的速度标尺范围调节到相当低的程度亦然。少数患者无回声区内可见低速血流信号。病变常较局限。血肿呈纵形扩展,累及主动脉的长度多在数厘米范围内,多者可达 20 cm 左右。也有血肿扩展影响主动脉全程者。壁间血肿累及降主动脉最多,升主动脉其次,主动脉弓受累最少。壁间血肿在随访过程中厚度并非固定不变,常发生不同程度地增大或减小,甚至消失。

IMH 缺乏撕裂的内膜反射,缺乏典型的主动脉双腔改变,缺乏穿透性粥样硬化溃疡特征。主动脉内腔表面可光滑,但在血肿局部或邻近部位常可探及不同程度主动脉粥样硬化病变,轻度粥样硬化病变为多。血肿部位主动脉内径变化不一,多呈轻度扩张,最大内径可达 8 cm 左右。亦有报道 IMH 常引起局部主动脉腔径明显缩小。

3.CT 表现

影像学诊断 IMH 的主要依据是主动脉壁呈环形或新月形增厚,其厚度>5 mm,没有内膜破口或真假腔血流交通。IMH 在 CT 的主要影像学特征如下。

(1)CT 平扫检查示早期 IMH 的特征表现是主动脉壁呈环形或新月形高密度或稍高密度增厚,这种高密度是由于主动脉壁内新鲜出血所致。但随着时间的推移,增厚的主动脉壁逐渐表现为等密度,在中晚期常常呈低密度。

(2)CTA 检查对 IMH 的诊断是非常必要的。其特征表现是环形或新月形增厚的主动脉壁无强化,与主动脉腔相比呈明显低密度。主动脉腔内缘表面光整,同时没有内膜断裂征象,包括没有内膜破口、没有溃疡样病变和没有血肿强化(图 4-20)。

(3)钙化内膜移位:钙化内膜向主动脉腔内移位也是 CT 诊断 IMH 的重要征象。但 CT 通常不能显示增厚主动脉壁的内膜结构,除非有钙化内膜移位。

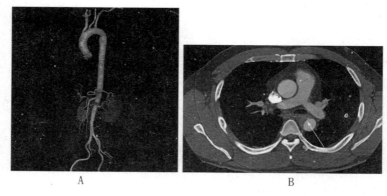

图 4-20　IMH CTA

A.VR 显示主动脉管壁规则,未见双腔;B.横轴位 MPR 显示降主
动脉管壁新月形增厚,内膜规则,增厚管壁内未见对比剂充盈

4.MRI 表现

MRI 被视为 IMH 诊断最准确和最敏感的影像学方法之一。其 MRI 的特征性表现如下。

(1)SE 序列 T_1 加权图像:由于主动脉腔流空效应呈无信号或低信号,增厚的主动脉壁呈环形或新月形异常高信号。

(2)GRE 序列图像:由于主动脉腔流动增强效应呈高信号,增厚的主动脉壁呈环形或新月形低信号。

(3)相位对比 MR 血流成像:增厚的主动脉壁无血液流动信号。

(4)三维 CE MRA:增厚的主动脉壁没有内膜断裂(包括内膜破口和溃疡样病变)和强化征象。

(5)真实稳态进动快速成像(True FISP):不仅可显示 IMH 高或中等信号强度的环形和新月形主动脉壁增厚,同时可显示特征性光滑低信号环,这对 IMH 的诊断和与主动脉腔内层状血栓的鉴别诊断非常重要。

(6)血肿的信号强度和年龄:MRI 是唯一能基于血红蛋白不同降解物来评价血肿的信号强度和年龄的影像学方法。在急性期(发病后 0～7 天),T_1 加权图像显示氧合血红蛋白呈中低信号强度,而亚急性期正铁血红蛋白呈中高信号强度。True FISP 随访中,血肿的吸收过程可出现低信号灶,而进展或出现并发症(如 AD 的假腔、动脉瘤或溃疡样病变)可见更高强度信号灶。

5.X 线血管造影表现

尽管 X 线血管造影被认为是血管疾病诊断的"金标准",但一些研究表明它对主动脉疾病诊断并不十分精确。有研究表明 X 线血管造影对主动脉夹层诊断的敏感度为 77%～87%。然而,原发性 IMH 没有内膜断裂,即没有内膜破口、溃疡样病变和真腔与假腔交通,约 87% 的 IMH 可能被 X 线血管造影检查漏诊。

三、穿透性动脉粥样硬化性溃疡

(一)概述

穿透性动脉粥样硬化性溃疡(PAU)是在主动脉粥样硬化斑块基础上的斑块破裂,溃疡形成,穿透内侧弹性层至主动脉中膜。通常发生于高血压及弥漫性动脉粥样硬化的患者。PAU 易发生于降主动脉,升主动脉很少受累。

(二)病理及临床表现

1.病理

PAU 的特征性病理改变是粥样硬化斑块破裂形成溃疡,溃疡可穿透内侧弹力层至主动脉中膜并在动脉壁中层内形成血肿,血肿范围不等,往往是局限的或者只延伸数厘米,但不形成假腔。穿透性主动脉粥样硬化性溃疡进一步发展至外膜,可以引起主动脉的进行性扩张,这可以导致假性动脉瘤的发生甚至主动脉的破裂。

2.临床表现

高血压、年龄偏大和全身动脉粥样硬化病变被认为是 PAU 最主要的诱发因素。根据临床症状和体征对 PAU 诊断较困难,常因其他心脑血管疾病就诊,大多数患者就诊时有高血压。部分患者出现类似于经典主动脉夹层的急性胸痛或胸背痛的临床表现。文献报道 PAU 的发生年龄为 56～79 岁(平均年龄65 岁),明显高于主动脉夹层和 IMH 的发生年龄。PAU 是在动脉粥样硬化基础上发生的,常常伴有广泛主动脉和主要分支血管动脉粥样硬化,患者容易伴发脑卒中、冠状动脉粥样硬化性心脏病和周围血管疾病等。文献报道溃疡>7 mm 的患者脑卒中发生率为 39%,而伴有冠状动脉粥样硬化性心脏病的发生率为20%～40%。

(三)影像学表现和诊断

PAU 与经典主动脉夹层相比,发病率较低,临床表现也常不典型,有时诊断非常困难。影像学包括 X 线血管造影、超声、CT 和 MRI 是其最重要的诊断方法。影像学主要表现是广泛主动脉壁粥样硬化和突出于主动脉腔的溃疡(或龛影),而没有内膜片和夹层形成。

1.X 线平片表现

无特异性,可以表现为主动脉迂曲、扩张和管壁不规则及钙化,呈动脉粥样硬化改变,胸降主动脉和腹主动脉更明显。

2.超声表现

病变局部主动脉壁增厚,表面不光滑,存在火山口样向主动脉壁外突出的溃疡面,溃疡内面常呈不规整的锯齿状边缘。溃疡局部常伴局限性壁间血肿形成,彩色多普勒示血肿内部无明显血流信号。

主动脉壁内膜常发生钙化以及钙化内膜中心移位现象。主动脉壁常呈广泛、严重、多发和复杂的动脉粥样硬化病变,并可见突出的纤维或钙化斑块。重度粥样硬化者主动脉常增宽。

缺乏撕裂的内膜反射,缺乏典型的主动脉双腔改变。PAU 多发生在胸降主动脉中下段。PAU 发病早期,TEE 可能仅显示出极小的主动脉“溃疡口”部位的壁间血肿而难以辨明主动脉溃疡。

3.CT 表现

平扫:CT 征象包括局限性溃疡、壁间血肿、钙化内膜的移位、主动脉壁增厚、胸腔积液、纵隔积液甚至假性动脉瘤。

CTA:CTA 显示特征性弥漫性主动脉壁粥样硬化改变,即主动脉壁不规则增厚和钙化,并伴有单发或多发溃疡样病变,即龛影。PAU 周围也可伴有不同程度的 IMH,其范围可局限或弥漫。因此,PAU 有时须与伴有溃疡样病变 IMH 或血栓闭塞性主动脉夹层鉴别,明确是否在主动脉粥样硬化斑块基础上形成的溃疡极为重要。另外,CTA 可显示 PAU 并发症,包括假性动脉瘤和主动脉破裂等(图 4-21)。

4.MRI 表现

对 PAU 诊断能力和表现类似于 CTA,但 MRI 可提供多序列图像显示增厚主动脉壁特征性病理改变,包括主动脉粥样硬化斑块、IMH 和附壁血栓等。MRI 另一个优点是可评价 PAU 伴血肿的年龄,即新鲜出血或陈旧性血栓。MRI 的主要缺点是不能显示内膜钙化斑块。根据我们的经验 MRA 或 CTA 的原始图像和多平面重组图像对于溃疡病变显示更有价值。

5.X 线血管造影表现

不作为 PAU 的首选诊断检查方法。如果溃疡从主动脉管腔切线方向延伸,导管造影表现为局限的造影剂突出于主动脉壁。造影无法显示壁间血肿合并 PAU(图 4-22)。

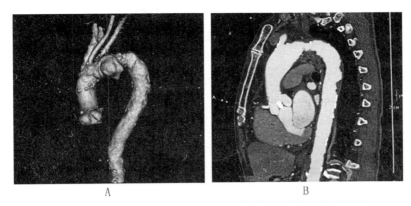

图 4-21　主动脉粥样硬化伴主动脉弓部溃疡,假性动脉瘤形成

A.VR 可见主动脉管壁弥漫性不规则伴钙化,弓部管腔局限性向外突出;B.矢状位 CPR 见主动脉管壁不规则增厚伴钙化,主动脉瓣钙化

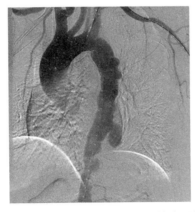

图 4-22　DSA 显示主动脉粥样硬化伴穿透性溃疡

降主动脉管壁不规则,管腔多发局限性向外突出

第四节　肺动脉栓塞

一、概述

肺动脉栓塞(pulmonary embolism,PE)是指内源性或外源性栓子栓塞肺动脉或其分支引起肺循环障碍的综合征。并发肺出血或坏死称为肺梗死。造成肺

动脉栓塞的栓子主要是血栓，此外尚有肿瘤栓子、脂肪栓子、细菌栓子、气栓、羊水栓子和寄生虫卵栓子等，来源于右心房、右心室和周围静脉，也可为原位的栓子，这里主要介绍最常见的肺动脉血栓栓塞。

目前公认肺动脉血栓栓塞首位的病因是下肢和盆腔深静脉血栓形成，约占68%。基础研究显示：多基因缺陷，凝血因子 G20210A 突变，凝血因子 V 的 Leiden 突变造成了对活化的 C 蛋白抗凝作用的抵抗，以及 C 蛋白的辅助因子 S 蛋白缺陷等导致凝血因子异常的高凝状态，是下肢深静脉血栓和肺动脉栓塞的危险因素；环境因素中各种原因导致的卧床、少动、肥胖、妊娠、术后活动受限等也是导致静脉血栓栓塞症和动脉血栓栓塞症重要的危险因素。

肺动脉栓塞是直接威胁患者生命的危重症之一。肺动脉栓塞和深静脉血栓形成（deep venous thrombosis，DVT）已经构成了重要的国际性医疗保健问题。据欧美国家的初步流行病学资料显示，其发病率高，病死率亦高。西方国家深静脉血栓形成和肺动脉栓塞的年发病率约为 1.0‰ 和 0.5‰。在美国，静脉血栓栓塞每年新发病例数约为 20 万例，其中 1/3 为 PTE，2/3 为单独的深静脉血栓形成，肺动脉栓塞成为美国的第三大死亡原因。法国的静脉血栓栓塞症每年新发病例数超过 10 万例，英国约 6.5 万例，意大利为 6 万例。

由于肺动脉栓塞发病和临床表现的隐匿性和复杂性，欧美国家对肺动脉栓塞的漏误诊率达 70%。有学者报道危重症肺动脉栓塞患者有 41% 会发生心搏骤停，而其中 64%～95% 会最终死亡。在我国肺动脉栓塞发病率亦有增加的趋势，其危害大，病死率高，误诊、漏诊率亦高。应提高临床医师对肺动脉栓塞疾病的认识和警惕性；检查选择遵从简单、快速、无创到有创的原则；临床科室与诊断科室的密切配合，对患者的相关资料综合分析，及时选择正确的诊断方法是提高肺动脉栓塞治疗水平的关键，而早期及时的治疗，将明显改善肺动脉栓塞患者的预后，降低病死率和致残率。

肺动脉栓塞的病理生理变化包括血流动力学改变和呼吸功能改变。血流动力学改变取决于栓塞血管的多少和心肺的基本功能状态。栓子栓塞后肺循环阻力增加，肺动脉压升高，肺血管床堵塞 50% 以上，肺动脉平均压＞4.0 kPa（30 mmHg）可发生右心衰竭，右心排血量降低，继发左心排血量下降，血压下降。呼吸功能的改变主要引起反射性支气管痉挛、气道阻力增加，肺通气量减少；肺动脉栓塞后肺泡表面活性物质减少，肺顺应性降低，肺泡上皮通透性增加，引起局部和弥漫性的肺水肿；栓塞后的肺形成无效腔样通气，未栓塞部分的肺血流重新分布导致灌注/通气严重失衡，从而引起不同程度的低氧血症、低碳酸血症、呼吸性碱中毒。

二、肺动脉栓塞的临床

(一)肺动脉栓塞的临床分型及临床表现

1.大面积肺动脉栓塞

临床上以休克和低血压为主要表现,即体循环动脉收缩压<12.0 kPa(90 mmHg),或较基础值下降幅度≥5.3 kPa(40 mmHg),持续 15 分钟以上。须除外新发生的心律失常、低血容量或感染、中毒所致血压下降。

2.非大面积肺动脉栓塞

不符合以上大面积肺动脉栓塞标准的肺动脉栓塞。此型患者中,一部分人临床上出现右心功能不全表现或超声心动图表现,有右心室运动功能减弱,归为次大面积肺动脉栓塞。

3.慢性血栓栓塞性肺动脉高压

呈慢性、进行性病程经过的肺动脉高压的表现;影像学检查证实肺动脉阻塞,呈多部位、广泛阻塞;右心导管检查静息肺动脉平均压>2.7 kPa(20 mmHg),活动后肺动脉平均压>4.0 kPa(30 mmHg),超声波检查示右心室壁增厚,符合慢性肺源性心脏病诊断标准。

肺动脉栓塞的临床表现无特异性,呼吸系统症状常与其他内科疾病造成的心肺症状难以鉴别,而头晕、晕厥又常易与脑梗死、脑供血不足等病混淆。在高危病例出现难以解释的突发性呼吸困难、胸闷、咳嗽、咯血或头晕、晕厥等症状,尤其是伴有单侧或双侧不对称性下肢肿胀、疼痛等应考虑到肺动脉栓塞的可能;如果出现虚脱/低血压,不能解释的低氧血症、颈静脉怒张、右心奔马律等,应高度怀疑大面积肺动脉栓塞,此时需要进行某些常用的实验室检查并进行综合分析,协助进行临床评价。

(二)肺动脉栓塞的常规检查

急诊科必备的几项基本检查手段包括心电图、动脉血气分析、胸部 X 线平片、D-二聚体可以在短时间内协助初步疑诊肺动脉栓塞或排除其他疾病。心电图改变可作为诊断的参考依据,尤其是出现比较有意义的 S I Q Ⅲ T Ⅲ型改变,无其他原因可解释的窦性心动过速,T 波倒置和 ST 段下降,QRS 电轴右偏,完全性或不完全性右束支传导阻滞,肺型 P 波,心律失常等更应引起重视;动脉血气分析显示,当肺血管床堵塞 15%以上即可出现低氧血症,低碳酸血症对肺动脉栓塞的诊断具有高度的提示价值;越来越多的证据表明,D-二聚体检测在排除肺动脉栓塞方面有着重要作用。D-二聚体对肺动脉栓塞诊断的敏感性达

$92\%\sim100\%$,若其含量低于 $500\ \mu g/L$,可基本除外急性肺动脉栓塞,但特异性较低,当患者有感染、肿瘤、外科手术后 D-二聚体均有升高。

(三)肺动脉栓塞的临床评估

Wells 等在 1998 年建立了一种以临床表现、心电图和胸部 X 线平片检查结果进行精确评估的临床模型并运用 Logistic 回归分析简化了该模型具体评分标准(表 4-1),以评估发生肺动脉栓塞危险度的高、中、低。认为临床评估发生肺动脉栓塞可能性低且血浆 D-二聚体正常,即 $<500\ \mu g/L$ 的患者,可安全地排除肺动脉栓塞的诊断。

随着可靠的无创性诊断方法日益增多和改进,影像学技术的快速发展,大大提高了诊断肺动脉栓塞的敏感性和特异性,使患者受益于高质量的诊疗技术。

表 4-1　Wells 肺动脉栓塞的临床评分

临床特征	分值
既往肺动脉栓塞或深静脉血栓形成病史	1.5
心率>100 次/分	1.5
近期外科手术或制动	1
深静脉血栓形成的临床表现	1
诊断为其他疾病的可能性小于肺动脉栓塞	1
咯血	1
肿瘤	1

注:临床可能性如下。低度,0～1 分;中度,2～6 分;高度,≥7 分

三、肺动脉栓塞的影像学诊断方法

急性肺血栓栓塞症(acute pulmonary thrombembolism,APTE)已成为我国常见心血管疾病,在美国也是公认三大致死性心血管疾病之一,主要病因为深静脉血栓形成的高发病率。肺血栓栓塞由于临床表现和体检无特异性、确诊手段复杂、不普及,使其诊断工作更为困难。因此,影像学检查对肺动脉栓塞的诊断一直备受关注。

肺动脉栓塞影像学检查包括胸部 X 线平片、超声心动图、放射性核素显像、CT 及 CT 肺血管成像、MR 及 MR 肺血管成像,以及传统肺血管造影或 DSA。传统肺血管造影虽然仍是目前诊断肺动脉栓塞的"金标准",但属于有创检查,病死率和严重并发症的发生率分别为 0.1% 和 1.5%,诊断的可靠性随管腔口径变小而下降。故而,在怀疑有肺动脉栓塞存在的患者影像检查方法选择上,在不考虑血管内溶栓及碎栓等介入治疗前提下,不作为首选方法(图 4-23)。

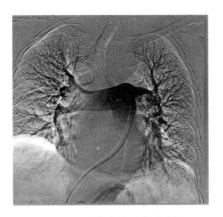

图 4-23 传统肺血管造影

显示右肺动脉主干内充盈缺损

一方面,检查技术的多样性使得肺动脉栓塞疾病的定性、定位和程度判定更准确、更及时,使患者得到最佳的治疗;另一方面,高新技术的日益发展和应用,也使得影像学检查从单纯的形态学描述迈向了对肺动脉栓塞血流动力学、心功能学描述的领域,使临床可以依据更多的、更全面的信息来制订行之有效的治疗计划,大大降低肺动脉栓塞的病死率和致残率。因此,熟悉和掌握影像学各项技术在肺动脉栓塞诊断的表现,认识不同影像学检查方法对肺动脉栓塞诊断的特异性、敏感性及安全性并合理选择,了解各项影像学检查技术在肺动脉栓塞诊疗领域中的发展前景,就能结合具体情况,灵活应用这些检查技术于临床日常工作中。

(一)胸部 X 线平片

(1)胸部 X 线平片的快捷、简便、价廉使其在呼吸系统疾病的影像诊断中成为不可缺少的有效手段。由于其无法显示血管内血栓,所以多数以肺血流动力学改变的间接表现来判断肺动脉栓塞的存在。因此,胸部 X 线平片特异性较低,仅可用作评价肺动脉栓塞的可能性及患者的一般状况,不能作最终诊断。

(2)胸部 X 线平片常规采用后前位投照,除正位胸部 X 线平片或远达片(2 m 投照距离)外,还包括左、右前斜位及侧位片,对观察胸廓、肺纹理,各心房、心室大小和胸主动脉轮廓具有重要的价值。

(3)肺动脉栓塞的胸部 X 线平片主要表现为区域性肺纹理稀疏、消失,肺透过度增加,未受累肺野纹理增多、增重;当出现肺梗死,可见基底在胸膜侧,尖端指向肺门的三角形高密度阴影,陈旧性肺梗死大多表现为纤维条索状阴影。约有 20% 的肺动脉栓塞患者于胸部 X 线片见肺动脉高压征象,表现为肺动脉段突,右下肺动脉主干增宽($>1.5\ cm$),外围肺纹理扭曲,可见"截断征""残根征"表现,同时可见右心室扩大(图 4-24、图 4-25)。还有约 30% 的患者可以出现肺部炎症性浸润性阴影;20% 的患者有少量胸腔积液和(或)胸膜肥厚。而临床仍有 30% 的肺动脉栓塞患者胸部 X 线平片表现正常。

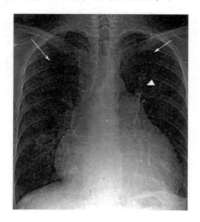

图 4-24　肺动脉栓塞胸部 X 线平片(一)

显示双上肺纹理消失,透过度增加;肺动脉段凸出,心影增大,以右心室增大为主

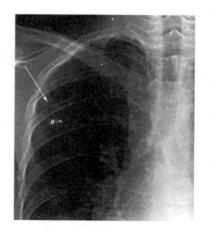

图 4-25　肺动脉栓塞胸部 X 线平片(二)

右上肺纹理明显稀疏

(二)肺动脉栓塞超声学检查

主要包括经胸超声心动图、经食管超声心动图及下肢静脉超声。经胸超声心动图因不能显示肺内血管及组织灌注,使其在确诊肺动脉栓塞的临床应用上受到限制,但超声心动图可以发现存在于右心系统内的血栓及导致肺动脉栓塞

主因的下肢深静脉血栓,特别是经食管超声心动图诊断中央型肺动脉栓塞的敏感性可达 97％,特异性达 86％;15％ 的肺动脉栓塞患者会发现右心系统存在血栓(图 4-26),并特别指出是右心导管和血管造影的禁忌证。同时,超声心动图可以显示心腔内结构及瓣膜功能,无创地评价心功能改变、监测血流动力学变化,从而在肺动脉栓塞与其他心血管疾病的鉴别诊断、肺动脉栓塞的随访治疗和预后评价等方面起到重要的作用。

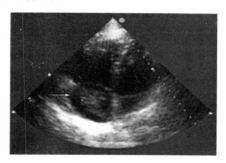

图 4-26　超声心动图

显示四腔心位,右心房内不规则高回声影,为右心房内血栓

(三)放射性核素显像

1.概述

放射性核素显像包括了核素肺灌注显像、肺通气显像及下肢静脉显像 3 个部分,而核素肺通气/灌注显像是目前较为推崇的诊断肺动脉栓塞的无创性影像检查方法。其优势在于敏感性高、无创伤、直观、简捷,缺点是特异性较低、示踪剂制备复杂、有辐射污染、无法显示血栓形态、无法动态检查、空间分辨率差。

2.肺灌注平面显像

(1)原理:将放射性核素标记的蛋白颗粒,经静脉引入人体,其随血流回流至右心系统,与肺动脉血混匀,随机嵌顿在肺毛细血管前动脉或毛细血管内,肺内放射性分布的量与肺动脉血流分布成正比,通过显示双肺内放射性分布可反映肺动脉血流灌注状态。

(2)显像剂:常用放射性核素锝标记的大颗粒人聚合血清清蛋白(^{99m}Technetium labeled macroaggregated albumin,^{99m}Tc-MAA);其平均直径约为 30 μm($10 \sim 60$ μm),大于肺毛细血管直径($7 \sim 9$ μm)。单次注射^{99m}Tc-MAA 的放射性剂量为 370 MBq(10 mCi),蛋白颗粒量为 20 万~200 万个,儿童、重度肺动脉高压或肺功能严重受损者,应适量减少单次注射蛋白颗粒量。

（3）方法：检查前患者吸氧 5 分钟后，平卧于检查床上，肘静脉注射^{99m}Tc-MAA，等待片刻，嘱患者平静呼吸，开始分别采集 8 个体位（前、后位，左、右前斜 45°位，左、右侧位，左、右后斜 45°位）双肺灌注平面图像。

（4）正常图像特点：双肺形态与胸部 X 线平片相近，双肺内放射性分布基本均匀，双肺尖部肺组织偏薄，故放射性分布较双肺底部略稀疏，由于心脏和肺门部血管的影响，左肺下野和肺门部放射性分布亦略稀疏。

3.肺灌注断层显像

肺灌注断层显像的原理、显像剂、注射剂量及检查前准备与平面显像相同。

（1）采集方法：平卧位，将探头围绕患者胸廓旋转一周，每 6°采集 1 帧，连续采集 360°，共采集 60 帧图像，经计算机重建图像，分别获得横断位、矢状位、冠状位双肺影像和三维图像。

（2）正常图像特点：双肺形态与肺部 CT 中横断位、矢状位、冠状位影像相近，放射性分布同平面肺灌注显像。

（3）异常图像特点：肺平面显像和断层显像的异常征象相近，双侧或单侧肺内出现肺叶、肺段、亚肺段或肺节段性、弥漫性放射性分布稀疏或缺损灶。断层显像较平面显像可更灵敏地探测到肺内血流灌注异常改变。

4.肺通气平面显像

（1）原理：放射性锝标记的胶体颗粒经气体（氧气或氩气）雾化成直径 10～30 μm（理想的颗粒直径＜10 μm）的微粒，将其引入患者气道内，再依据颗粒直径大小，均匀分布在支气管、细支气管、毛细支气管及肺泡内，通过显示双肺内放射性分布可反映双肺各级气道的通畅情况。

（2）显像剂：一类为锝气发生器生成的锝气，将 555 MBq（15 mCi/0.1 mL）^{99m}Tc O$_4$加入发生器内，经高温纳米技术生成直径＜10 μm 的放射性碳微粒，再经雾化吸入装置，通过口鼻使其进入患者的气道，患者吸入剂量约为 37 MBq。显像方法同灌注显像。

（3）正常图像特点：与肺灌注平面显像图相近，双肺放射性分布均匀，肺野周边部影像浅淡。

5.肺通气断层显像

肺通气断层显像的原理、显像剂、注射剂量、检查前准备及采集方法与肺灌注断层显像相同。

（1）正常图像特点：双肺形态与肺部 CT 中横断位、矢状位、冠状位影像相近，放射性分布同肺通气平面显像。

（2）异常图像特点：肺通气平面显像和断层显像的异常征象相近，双侧肺野内出现节段性或弥漫性放射性分布稀疏或缺损灶。

6.核素肺通气/灌注显像相结合

任何影响肺血流分布的疾病如肺动脉栓塞、肺梗死、肺炎及慢性阻塞性肺疾病等，均会导致肺放射性分布不均匀而使得核素肺灌注现象呈异常表现。因此核素肺通气/灌注显像相结合是诊断肺动脉栓塞的基本原则。肺动脉栓塞的核素肺通气/灌注显像典型表现为肺灌注显像与通气显像不匹配。尽管有些疾病如结缔组织病、大动脉炎累及肺动脉等同样会出现不匹配的结果，但与临床病史相结合，往往易于鉴别。

（四）CT

CT 应用于肺动脉栓塞的诊断主要依靠 CT 肺血管成像（CT pulmonary angiography，CTPA），近年来 CT 扫描技术飞速进展，尤其是多排螺旋 CT 技术日益成熟，由于其时间分辨率和空间分辨率俱佳，为肺动脉栓塞的诊断提供了一种新的有效的检查手段。成为肺动脉栓塞诊断的首选方法而被广泛采用。Wu 等在 2004 年的 *Radiology* 上报道了一种通过螺旋 CT 来评价肺动脉栓塞严重程度的方法，提出了"肺动脉栓塞指数"这一指标提示预后：每侧肺动脉系统分为 10 个肺段单位，每个肺段 2 分，单侧共 20 分；肺动脉栓塞指数＝N×D，N 为栓子近段位置的分值，D 代表阻塞程度（部分阻塞：1 分，完全阻塞：2 分），总指数：20×2＝40。肺动脉栓塞指数÷总指数≥0.6的患者，预后不佳，病死率高，应选择积极治疗方法；＜0.6的患者仅需要抗凝治疗。这项指标简单直接，但尚需通过大样本前瞻性研究的检验。

1.检查方法

多层螺旋 CT 肺动脉血管造影诊断肺动脉栓塞是近年来研究的热点，64 排多层螺旋 CT 肺动脉血管造影有能够短时间覆盖、大范围快速扫描以及准确且直达 0.5 mm 薄层扫描的技术，同时拥有 MPR、MIP、CPR 以及 VR、VE 等强大的后处理重建技术，不仅使中心型肺动脉栓塞诊断的敏感性、特异性显著提高，清晰显示肺动脉栓塞栓子的形态，而且对周围性肺动脉栓塞也有良好的显示，本节主要介绍应用 64 排多层螺旋 CT 诊断肺动脉栓塞及下肢静脉成像。目前各家医院所使用的机器不尽相同，设定扫描参数仅供参考。

64 排多层螺旋 CT 扫描仪的管球旋转速度 0.40 秒/圈、层厚 0.5 mm，螺距 12.7。患者仰卧位，足先进，出床扫描，中心线位于下颌，双臂上举于头的两侧，减少上臂骨骼伪影；冠状位、矢状位扫描定位，选择肺动脉 CTA 扫描的范围为膈面至主动脉弓上缘。方法一:Sure Start 感兴趣区层面选择右肺动脉主干水平层面,以 3 mL/s流速注入非离子对比剂,总量 30～35 mL,随即以同一流速注入30 mL的生理盐水。注射同时启动 Sure Start 对感兴趣区进行连续动态扫描,采用自动触发方式,当主肺动脉 CT 值上升至 100 HU 时,自动触发扫描,启动触发后,请患者吸气后屏气。此方法适用于年轻人,或病情较轻者。方法二:以 3 mL/s 流速注入非离子对比剂(350 mg/mL),总量 35～40 mL,随即以同一流速注入 30 mL 的生理盐水。注射同时启动 Sure Start 对感兴趣区进行连续动态扫描,采用手动触发方式,当主肺动脉 CT 值上升至 90～100 HU 时,作为增强扫描的触发点进行增强扫描。启动触发后,请患者吸气后屏气。此方法适用于肺动脉高压或心功能差的患者。

2.多层螺旋 CT 肺动脉血管造影的表现

(1)直接征象:①血管内中心性充盈缺损(轨道征);②血管内偏心性充盈缺损,血栓沿肺动脉内壁分布,为附壁性充盈缺损,好发于血管分叉处;③肺动脉分支完全阻塞(图 4-27)。

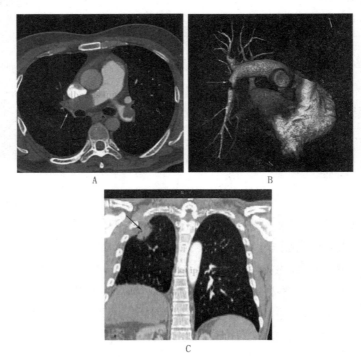

图 4-27　肺动脉 CT 血管成像

A.显示右肺动脉完全闭塞,左下肺动脉内大块附壁血栓;B.容积再现重建技术显示肺动脉血管树分布;C.冠状位重建肺窗见右上肺梗死灶

(2)间接征象:①肺动脉高压,中心肺动脉扩张;②周围分支纤细,构成"残根征";③右心功能不全,心脏增大,患侧膈肌抬高,胸腔积液,胸膜肥厚;④由于栓塞区肺灌注不均匀导致相邻肺实质密度不均的马赛克征,还可以合并肺梗死。

肺梗死:文献报道肺缺血、梗死发生率为 $10\%\sim60\%$。梗死灶大小不一,常多发,楔形或类圆形,形态饱满,基底贴近胸膜,尖端圆钝指向肺门。梗死灶内可见网格、含气支气管征、小空洞等。基底部胸膜不规则增厚,病程长者尖端可见索条状纤维化。肺缺血灶密度浅淡,消散较快。

(五)MRI 检查在肺血栓栓塞诊断中的应用

MRI 诊断肺动脉栓塞是 20 世纪末期才初步应用于临床的新技术,应用快速梯度回波序列多参数成像(HASET 黑血序列、二维 FLASH 亮血序列、心电门控电影技术等)来观察中心肺动脉形态改变和中心肺动脉血栓栓子;应用 MRI 血流编码肺动脉血流图像观察中心肺动脉的血流动力学参数改变(肺主动脉、左右肺动脉血流量、流速、平均通过时间和肺动脉瓣有无反流等);应用对比剂 Gd-DTPA 缩短肺动脉血流的 T_1 弛豫时间的效应,对首次通过的高信号血流成像,获得类似肺动脉 DSA 的 CE-MRPA 图像任意层厚、任意角度重建后处理来观察肺动脉情况。

1.常规 MRI 检查及 MRPA 的原理和方法

1993 年,Frank 和 Kondo 等对 MR 血流编码成像进行研究,认为该成像方法可以用于肺动脉高压患者和正常成人的肺动脉血流研究。国内有研究认为,MRI 可以显示肺动脉腔内血栓栓子,并可测量肺动脉血流动力学参数变化,估计肺动脉高压程度。

常规 MRI 至今尚在使用,可以显示中心型肺动脉栓塞的血栓栓子,TSE 序列轴位、矢状位、冠状位显示管壁及管腔内血栓异常信号,T_1WI 和 T_2WI 均显示为中等信号。同时,常规 MRI 还可以显示主肺动脉、左右肺动脉扩张,心脏大血管的其他异常变化,包括右房、右室腔增大,室间隔向左侧膨出、胸腔积液等右心功能不全及肺动脉高压表现等间接征象,同时,对显示肺动脉栓塞引起的肺内改变颇有帮助。1997 年,Loubeyre 等首次报道了应用 MRPA 对肺动脉栓塞的诊断研究,认为其敏感性可达到 70%;Meaney 等应用此技术诊断肺动脉栓塞,并与传统肺动脉造影进行比较,结果显示其敏感性为 75%,特异性为 95%;Gupta 等对 36 例可疑肺动脉栓塞患者进行 DSA 与 MRPA 检查,在 DSA 发现的 19 支栓塞肺动脉中,MRPA 正确诊断了 13 支,诊断敏感性为 85%,特异性为 96%。国内也已有多组应用报道及动物实验研究。现今普遍应用的 MRPA 是通过静脉注射 MRI 对比剂而缩短血液的 T_1 时间,同时三维血管成像可以获得较二维图像更高的空间分辨率,有利于对肺小动脉病变的分析。MRPA 快速序列采用的短 TR 时间使扫描时间明显缩短,达到一次屏气完成全肺动脉三维成像的图像采集,消除了呼吸运动造成的伪影,采用短 TE 时间克服了肺泡空气/组织界面间的磁敏感伪影,减少了肺血流波动及湍流引起的失相位信号缺失,获得高分辨率的三维肺血管图像,还可以应用电影技术、多平面重组(MPR)、最大密度投影(MIP)等技术任意容积、任意角度观察肺动脉情况。

2.扫描方法

(1)扫描过程中患者需屏气 20 秒,故患者良好的配合,减低呼吸运动所造成的系统误差,是获得检查成功的基础;扫描参数的设定:常规应用高分辨率(矩阵为 512×512),反转恢复小角度激发快速梯度回波血管成像序列 IR-Turbo FLASH,大视野(FOV):400 mm×400 mm,短 TR:3.0 毫秒,短 TE:1.1 毫秒,翻转角 25°。肺动脉血管成像时间窗的选择:选择肺动脉成像的延迟时间决定了图像的质量,选择正确的延迟时间,尽可能减少上腔静脉、肺静脉、左心房、左心室及主动脉的干扰,又要避免对比剂未能完全充盈肺动脉各分支造成的肺动脉缺支假象。

(2)应用团注试验 test-bolus 技术,对比剂 2 mL,生理盐水 20 mL。用高压注射器以 4 mL/s 速度推注,同时用 Turbo FLASH 序列单层面连续采集,1 phase/s,共 30~50 秒。确定对比剂到达肺动脉的峰值时间,应用公式:延迟时间=肺动脉的峰值时间−3/8 k—空间填充时间+1/2 注药时间,获得肺动脉成像延迟时间窗。

(3)增强对比剂的应用:高压注射器经手背静脉注入 Gd-DTPA,总量 20 mL(总量不超过 0.03 mmol/kg),流速 4 mL/s,随即以同样速度注入 20 mL 生理盐水,即刻连续采集,一次屏气 20 秒完成检查。

(4)任意角度、任意容积重建后处理:以 MPR 为基础,不同层厚进行轴、矢、冠位重建,可以观察到亚段肺动脉血管形态,以 MIP 重建对照三维肺动脉树解剖直观地显示肺动脉各分支(图 4-28)。

3.肺动脉栓塞在 MRPA 的主要表现及鉴别诊断

(1)MRPA 可以直接显示肺动脉栓塞患者肺动脉血管腔内的血栓栓子为低信号充盈缺损(图 4-29~图 4-31)。其直接征象表现为:①血管腔内充盈缺损,轨道征;②附壁血栓;③完全闭塞;④远段分支缺失。间接征象包括:肺动脉中央血管扩张,远段分支扭曲的肺动脉高压征象;右室增大、胸腔积液等右心功能不全表现和肺动脉瓣关闭不全显示的肺动脉瓣反流表现。

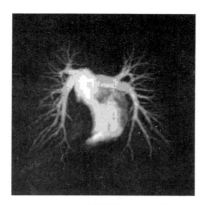

图 4-28　磁共振肺血管成像

显示正常的肺动脉树分布

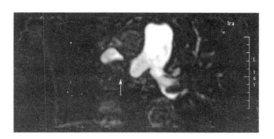

图 4-29　**磁共振肺血管成像 MPR 重建(一)**

显示右肺动脉完全闭塞

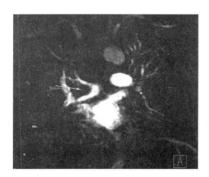

图 4-30　**磁共振肺血管成像 MPR 重建(二)**

显示右肺动脉内大块充盈缺损

　　(2)首都医科大学附属北京安贞医院的一组 88 例肺动脉栓塞患者 MRPA 检查,表现为充盈缺损、截断及轨道征的占 70.4%(62/88);表现为管腔闭塞所致缺支、少支的占 7%(6/88);表现为肺动脉血管管壁不规则,有附壁血栓形成的占 35.2%(31/88),88 例患者均有不同程度的肺动脉高压表现。

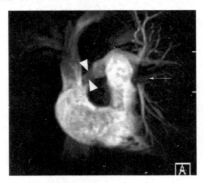

图 4-31 磁共振肺血管成像 MIP 重建(三)

显示肺动脉血管树分布,右肺动脉干闭塞。左下肺动脉充盈缺损

(3)从临床角度上讲,肺动脉栓塞的鉴别诊断范围较广,包括了心肌梗死、充血性心力衰竭、心肌病、重症肺炎、哮喘、气胸、肺内肿瘤和原发性肺动脉高压等,部分患者除上述疾病外尚可合并肺动脉栓塞存在,如果患者对相应的治疗反应不佳,应想到肺动脉栓塞的存在。原发性肺动脉高压与肺动脉栓塞复发并肺动脉高压的鉴别应特别关注,尽管两者均应运用抗凝治疗,但进一步处理措施尚需对两者鉴别后方可实施。原发性肺动脉高压 MRPA 显示主肺动脉、左右肺动脉增宽,远段分支纤细、扭曲,血管管腔规则、边界清晰;肺动脉栓塞复发并肺动脉高压尽管同样显示主肺动脉、左右肺动脉增宽,远段分支则走行不连续,可见中断、缺支、少支、分支血管管腔不规则。因肺小动脉反复血栓栓塞导致肺循环阻力增加,肺动脉高压时,单一应用 MRPA 从形态学表现鉴别很困难,需进一步依靠 MR 肺灌注成像(MRPP)鉴别,原发性肺动脉高压 MRPP 显示肺实质呈虫蚀样、无节段性分布的小灌注缺损;而肺小动脉栓塞复发并肺动脉高压的 MRPP 仍会显示为节段性或大片灌注缺损表现。

4.肺动脉栓塞的 MRPP 表现及临床应用

(1)MRPP 的原理:肺循环与体循环不同,肺有两套循环:一套是普通意义上的肺循环,经过肺动脉、肺毛细血管床到肺静脉入左心房;另一套循环来自支气管动脉,来自胸主动脉向呼吸性细支气管以上的包括气管、支气管、细支气管和肺间质、神经和肺动、静脉外包膜供氧。两套循环之间存在着侧支交通。当各种原因导致肺动脉阻塞时,支气管动脉侧支开放增多,故不易出现肺梗死。肺动脉系统的低压、低阻、高容和高流的特点,很容易受到重力、肺动静脉、胸膜腔内压和肺泡压的影响。相较仰卧位而言,在直立位时,因受重力影响导致肺血流分布不均匀,从肺尖到下肺血流量递增。而当出现肺动脉栓塞时,肺动脉血流会出现重新分布。MRPP 的首过效应,可以通过观察强化的肺实质信号变化反映肺循环的血流变化,同时回避了支气管动脉侧支循环对 MRPP 的影响,患者以仰卧位进行检查,尽可能地减小由于重力影响造成的肺血流分布不均衡问题,真实反映对比剂首过瞬时肺血流分布的情况,为进一步地定量测量局部肺血流提供了研究手段。同时,在肺动脉栓塞的诊断和功能显示上,MRPP 的高时间分辨率可以实时、动态显示对比剂首次通过肺循环的全部过程,为肺动脉栓塞包括亚段级肺动脉栓塞的诊断提供影像学依据。

(2)MRPP 的方法:胸腹部组合 12 通道表面线圈。仰卧位,冠状面成像,应用反转恢复小角度激发快速梯度回波并行采集序列,基本参数:视野(FOV):400 mm×400 mm,矩阵:256×256,TR:2.19 毫秒,TE:0.9 毫秒,翻转角:25°,一个块容积 12 层,层厚 10 mm,层距 10 mm,25 相位。单个相位用时 1 秒。首过灌注法:高压注射器静脉注入 Gd-DTPA,总量 20 mL(总量不超过 0.03 mmol/kg),流率 4 mL/s,随即以同样速度注入 20 mL 生理盐水,即刻连续采集,一次屏气 25 秒完成检查。图像处理包括应用 Meancurve 在上、中、下肺野和异常区域内设置感兴趣区(ROI),测量信号强度、时间-信号曲线,获取灌注高峰期信号强度变化率。信号变化率计算公式:TROS=(SI2-SI1)÷SI1×100%,SI1 代表未注入对比剂时 ROI 内信号强度,SI2 代表灌注高峰期相同的 ROI 内信号强度。TROS 代表了 ROI 内信号变化情况。

(3)目前 MRPP 应用于肺动脉栓塞的诊断尚属研究阶段,由于肺动脉血管血栓闭塞,血管远端血液供应消失,MRPP 显示的直接征象表现为:局部肺实质灌注缺损,典型表现为楔形,尖端指向肺门;时间-信号强度曲线显示病变区 ROI 曲线低平,没有峰值;信号变化率明显减低;而由于肺动脉血栓导致血管管腔狭窄,MRPP 则显示为局部区域性灌注信号减低,时间-信号强度曲线显示病变区 ROI 曲线峰值存在,但峰值时间后移,峰值减低,信号变化率变小,MRPP 对段及段以远的肺动脉栓塞同样有较高的研究价值,它可以显示累及叶、段甚至亚段级的灌注缺损,对于在 MRPA 显示较差的亚段级肺动脉栓塞,MRPP 仍具有很高的敏感性,当对诊断有怀疑并要进一步溶栓或手术治疗时,MRPP 联合 MRPA 可以作为一个重要的确诊手段,以指导临床治疗和疗效评估。对肺动脉栓塞溶栓、抗凝及手术治疗后的随访,MRPP 有很高的可重复性,可以清晰显示同一肺动脉栓塞区域肺实质信号强度,时间-信号强度曲线及信号变化率在术前、术后变化(图 4-32～图 4-35)。

在我国肺动脉栓塞发病率有增加的趋势,其危害大,病死率高,误诊、漏诊率亦高。提高临床医师对肺动脉栓塞疾病的认识和警惕性;检查遵从简单、快速、无创到有创的选择原则;临床科室与诊断科室的密切配合,对患者的相关资料综合分析,及时选择正确的诊断方法是提高肺动脉栓塞治疗水平的关键。而早期及时的治疗,将明显改善肺动脉栓塞患者的预后,降低病死率和致残率。

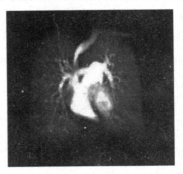

图 4-32　磁共振肺灌注成像技术
显示正常肺灌注表现

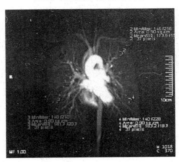

图 4-33　在双侧肺野内设定感兴趣区(ROI)

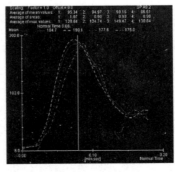

图 4-34　计算出感兴趣区的时间-信号强度曲线,判断肺灌注情况

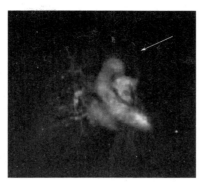

图 4-35　磁共振肺灌注成像技术

显示左上肺大片状灌注缺损区,考虑为肺动脉栓塞

第五节　肺动脉高压

肺动脉高压临床较为常见,正常肺动脉平均压约为 1.87 kPa,肺动脉高压的诊断标准为:平均肺动脉压在静息时>3.33 kPa,或运动时>4 kPa。右心导管插入术是诊断该病的"金标准"。本节重点介绍多层螺旋 CT 这种无创的检查方法在诊断肺动脉高压中的作用。

一、概述

肺动脉高压分为原发性肺动脉高压和继发性肺动脉高压。继发性肺动脉高压从发病机制上包括:①被动性肺动脉高压即肺静脉压升高,如二尖瓣狭窄、缩窄性心包炎、左心衰竭等;②高动力性肺动脉高压即肺血流量增加,如先心病中各种间隔缺损、永存动脉干、艾森曼格综合征等;③阻塞性肺动脉高压,如肺血栓栓塞症、肺肉芽肿性肺动脉高压、丝虫病肺动脉炎等;④闭塞性肺动脉高压即肺血减少,如慢性阻塞性肺气肿、肺心病、高原病、慢性缺氧、胶原性肺动脉改变的肺动脉高压。其病理学表现主要是弹性动脉改变,即血管中膜增厚、肺小动脉肌型化、内膜增生和管腔变窄,进展期胶原和弹性纤维增多,引起板层样排列的内膜纤维化,管腔闭塞,后期出现扩张性改变,类似纤维素坏死、动脉炎和特征性丛样病变形成。

原发性肺动脉高压的病因尚不清楚,1975 年 WHO 将其单分出来命名为原发性丛样肺小动脉病,由于诊断混乱,因此目前临床上基本应用排除法,除外其他能够引起肺动脉高压的原因后,将"不能解释的肺动脉高压"确立为原发性肺动脉高压。原发性肺动脉高压的病理学表现虽然和继发性肺动脉高压大致相同,均为两肺的血管分支及血管树受累,血管中层膜肥厚、内膜浸润和纤维化、丛样病变、血管扩张性改变及纤维坏死性动脉炎等,但其中原发性肺动脉高压以丛样病变阻塞小动脉和血管扩张性改变较为突出。他们的病理学改变直接导致了病理生理学上肺血流受阻,心排血量降低和严重的肺动脉高压,随疾病的发展进而出现低氧血症和低碳酸血症、右心衰竭。

2003年WHO第三次肺动脉高压专家工作组会议最终用"特发性肺动脉高压(idiopathic pulmonary artery hypertension,IPAH)"取代了"原发性肺动脉高压(primary pulmonary hypertension,PPH)"的命名。同时废止了继发性肺动脉高压的命名。但临床上至今尚沿用最初的分类。

二、临床表现

患者可有气急、心悸、胸痛、咯血、晕厥等,严重时有发绀,晚期出现右心衰竭。体检示心浊音界增大,肺动脉瓣区有收缩期杂音、第二心音亢进或兼有分裂,可有吹风样舒张期杂音,三尖瓣区可有吹风样收缩期杂音。

三、影像学表现

(一)X线表现

X线示肺动脉段凸出、肺门血管影增粗而肺野纹理细小,右心室增大,右心房亦可增大(图 4-36)。心电图和超声心动图示右心室肥大,可有右心房肥大。右心导管检查示肺动脉压显著增高,右心室收缩压增高,肺总阻力增高而肺楔压正常。晚期可由于右心房压增高使卵圆孔开放而由右至左分流。心血管造影有一定的危险性,可见右心室和肺动脉排空延迟,末梢肺动脉细小。诊断在于排除继发性肺动脉高压。

(二)肺动脉高压的多层螺旋CT表现

多层螺旋CT肺动脉血管造影因肺动脉高压而明显扩张的主肺动脉、左右肺动脉及4级分支减少和纤细、扭曲,外带血管分布稀少呈"残根样"(图 4-37A)。继发于肺动脉栓塞的肺动脉高压除了显示肺动脉管腔扩张外,还可以显示受累的肺动脉分支缺失,管腔狭窄、闭塞。继发于先心病中各种间隔缺损的艾森曼格综合征,还可以显示分流畸形(图 4-37B)。多层螺旋CT平扫还可显示右室增大、肥厚,室间隔向左心室膨出。

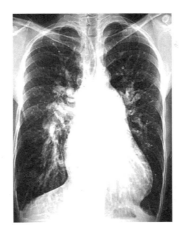

图 4-36　胸部 X 线平片

显示肺动脉段凸出、肺门血管影增粗而肺
野纹理细小,右心室增大,右心房亦增大

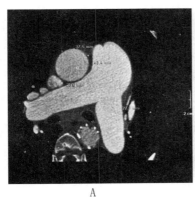
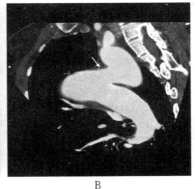

A　　　　　　　　　　　　　B

图 4-37　肺动脉高压 CT 成像

A.CTPA 成像 MPR 图像显示主肺动脉明显增宽,主动脉内径与肺动脉内
径比为 1∶1.5;B.CTPA 可以显示导致肺动脉高压的先天性动脉导管未闭

(三)肺动脉高压 MRPA 和 MRPP 表现

应用 TSE 及 cine 序列显示右室增大、肥厚,室间隔向左心室膨出以及三
尖瓣关闭不全。黑血序列轴位可显示主肺动脉干,左、右肺动脉管腔增宽,
甚至扩张。MRPA 可以显示因肺动脉高压而明显扩张的主肺动脉、左右肺
动脉及 4 级分支减少和纤细、扭曲,外带血管分布稀少呈"残根样"。继发于

肺动脉栓塞的肺动脉高压除了显示肺动脉管腔扩张外，还可以显示受累的肺动脉分支缺失，管腔狭窄、闭塞。继发于先心病中各种间隔缺损的艾森曼格综合征，则可以显示分流畸形。肺动脉高压时，MRPP可以显示两肺灌注延迟、灌注峰值时间后移和峰值时间延长，灌注峰值减低，肺野外带虫噬样灌注缺损是由于肺动脉、肺静脉压均增高，肺血流缓慢，常伴有肺小动脉的血栓栓塞。

多层螺旋CT肺动脉血管造影及MRPA等对确立肺动脉高压的诊断有较高的价值，但单从形态学上仅提供了较为精确的肺动脉形态，而对于血流动力学及病因学信息，提供较少的依据，故与其他无创性影像学检查一样，仍无法确切区分原发性肺动脉高压和继发性肺动脉高压。

（四）肺动脉高压在放射性核素肺灌注显像中的典型图像特点

（1）轻度肺动脉高压：双肺形态正常，肺内放射性分布基本均匀（可无明显异常）。

（2）中度肺动脉高压：双肺形态失常，呈"鞋底"征，双肺尖部放射性较双肺底部增高，肺内放射性分布基本均匀或轻度稀疏不均（图4-38）。

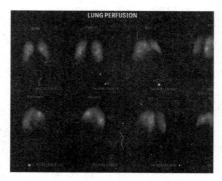

图4-38　肺灌注/通气平面显像

肺灌注/通气平面显像显示：双肺形态呈"鞋底"征，肺尖部较肺底部放射性略高，双肺内放射性基本均匀，肺底部放射性分布略稀疏且浅淡。提示：中度肺动脉高压（上排由左至右为前位、后位、右前斜位、右后斜位；下排由左至右为右侧位、左侧位、左后斜位、左前斜位）

（3）重度肺动脉高压：双肺形态失常，呈"鞋底"征，双肺尖部与双肺底部放射性无明显差异，但双肺内放射性分布明显稀疏不均匀，典型的稀疏-缺损灶呈"卵石"征（图4-39）。

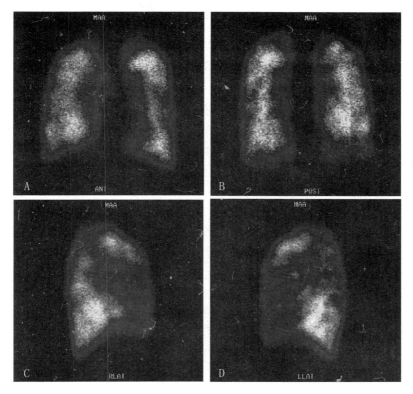

图 4-39　肺灌注/通气平面显像

肺灌注/通气平面显像显示：双肺形态失常，呈"鞋底"征，肺尖部与肺底部放射性强度基本一致，双肺内多发性、斑片状放射性稀疏不均（部分呈"卵石"征）。

提示：重度肺动脉高压（A 为前位，B 为后位，C 为右侧位，D 为左侧位）

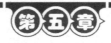

消化系统疾病影像诊断

第一节　常用影像检查方法

消化系统在解剖和生理学意义上由消化道和与消化过程相关，与消化道相通连的消化腺组成。前者即胃肠道，包括食管、胃、十二指肠、空肠、回肠、结肠和直肠；后者包括肝、胆系统和胰。脾本身属于网织内皮系统器官，但由于其位于左上腹，与消化器官存在密切的解剖学联系，故将脾的影像学检查纳入本节。

一、消化道

常用的影像学检查方法包括 X 线检查，钡剂造影、血管造影，超声、CT、MRI和核医学检查。

（一）X 线检查

X 线检查包括腹部平片和透视，二者常合用于急腹症的筛查诊断。

1.透视

常用于观察膈肌运动、胃肠蠕动等。目前已很少应用。

2.腹部平片

常用摄影位置包括仰卧前后位、侧卧水平正位、站立正、侧位，倒立正、侧位等。

（1）仰卧前后位：是基本摄影位置。腹部平片能显示腹内异常钙化、高密度异物、胁腹脂线、肾周及腰大肌腹脂线等。

（2）站立位：有利于观察膈下游离气体和肠腔内有无异常气液平面形成。对于危重患者则可采用侧卧位水平投照。

（3）倒立侧位：多用于检查婴儿先天性直肠肛门闭锁。因其检查方法已由MR、CT替代，该体位X线检查已不应用。

（二）钡剂造影

疑有胃肠道穿孔时，禁用硫酸钡，可改用有机碘水溶液对比剂。

1.方法

食管、胃肠道钡剂造影可分为传统法钡检和气钡双重造影。

（1）传统法钡检：按检查部位和要求将硫酸钡加水调制成不同浓度的混悬液口服或肠道灌注，目前应用较少。

（2）气钡双重造影：又称为双对比法造影，指用钡液和气体共同在胃肠腔内形成影像，目前是胃肠道常用的检查。检查时序应包括以下几项。①黏膜相：显示黏膜皱襞轮廓、结构以及黏膜面的细微结构和微小异常（如胃小区与小沟、结肠的无名区与无名沟及早期胃癌、胃炎的微小改变等）；②充盈相：显示受检器官的形态、轮廓、蠕动和龛影、充盈缺损等附壁性病变，此外亦能观察胃肠道的排空功能和管壁的柔软度；③加压相：显示胃腔内凹陷性病变和隆起性病变等。

静脉注入盐酸山莨菪碱或胰高血糖素，可松弛平滑肌、降低肌壁张力、抑制胃肠道蠕动，能更清晰地显示胃肠道黏膜面的细微结构及微小病变、鉴别器质性与功能性狭窄，本方法称为低张双对比造影。肌内注射新斯的明或口服甲氧氯普胺（胃复安）可增加消化道张力，促进蠕动，加快钡剂在肠道内的运行时间，能在短时间内观察全部小肠。

2.检查范围

常根据检查部位和检查方法划分。

（1）食管吞钡造影：观察食管病变及不透X线的食管异物。双重对比检查有利于显示食管早期病变。

（2）上胃肠道钡剂造影：亦称为钡餐造影，观察食管、胃、十二指肠和上段空肠。

（3）小肠钡剂造影：了解小肠排空情况、黏膜病变和占位性病变。有时为避免重叠和更清楚显示病变，可将导管从口插入小肠，分段注入气钡行小肠双重对比检查，此方法称为小肠灌肠双对比造影。

（4）气钡灌肠双重对比造影：用于发现结肠黏膜溃疡、息肉和恶性占位性病变。

（三）血管造影

（1）多采用IADSA。

(2)血管造影能够诊断胃肠道血管性病变:血管栓塞、动脉瘤和动静脉血管畸形等;寻找小肠内富血管性肿瘤,如类癌、异位嗜铬细胞瘤等;了解胃肠道出血的病因和部位;对发现有对比剂外溢者,可根据器官的血供类型和特点,采用超选择性插管技术栓塞出血血管或应用动脉内局部注入缩血管药物来制止出血。

(四)CT 检查

1.扫描技术与参数

(1)检查前准备:检查前 1 周内不服含重金属的药物,不做胃肠道钡剂检查,一般须在 CT 扫描前禁食 6～8 小时。扫描前嘱患者分段饮清水(也可酌情使用 1‰～3‰含碘阳性对比剂,如泛影葡胺等)800～1 000 mL,以充分充盈胃腔。为了达到低张效果,可在扫描前 5 分钟肌内注射盐酸山莨菪碱 20 mg。

(2)在选定恰当的 CT 扫描参数(扫描层厚、重建层厚、扫描范围等)后,先行 CT 平扫;然后采用静脉推注的方式注入含碘对比剂 80～100 mL,即刻行 CT 增强扫描。根据需要,可行双期或多期的 CT 扫描。

2.平扫与增强

CT 扫描可以清晰显示消化道管壁本身的改变、管腔外的异常以及周围器官结构的继发性改变。在消化道肿瘤的分期、消化道急腹症、肠系膜病变等消化道疾病的评价方面能够提供更多的信息。

3.CT 仿真内镜检查

(1)扫描技术与参数:检查前要求与钡灌肠同样的肠道清洁准备,静脉注射山莨菪碱 20 mg 使结肠低张,经肛管注入足量的气体后,采用层厚 1～3 mm、螺距 1.5～2 进行连续 CT 横轴位薄层扫描,然后通过计算机三维成像后处理,获取仿真内镜图像。

(2)可以清晰显示消化道黏膜面上直径 5 mm 以上的息肉状病变,其敏感性及准确性已接近内镜检查,目前在结直肠病变的早期筛查方面得到较多应用。

(五)MRI 检查

(1)常用的 MRI 系列包括 T_2WI、T_1WI 平扫及使用钆喷酸葡胺作为对比剂的 T_1WI 增强扫描,在横轴位成像的基础上加冠状位、矢状位成像。此外,尚有一些特殊的 MRI 序列(如 True FISP 序列、DWI、MRI 电影等)用于小肠病变定性和肠功能评估。

(2)MRI 在显示消化道管壁结构、管腔外改变以及腹部其他器官、结构异常方面较有价值。特别是在远端小肠病变的诊断上,MRI 提供了一个较好的无创性手段来显示小肠黏膜、管壁及壁外的改变,可达到与小肠插管灌肠造影类似的效果。

(六)超声检查

(1)由于胃肠道腔内气体对回波干扰,普通超声检查在消化道的应用有限。

(2)内镜超声把微小的超声探头置于内镜上,在直接观察黏膜病变的同时,能够清晰显示消化道管壁各层的细微情况以及邻近结构的改变,此外还可以取材活检,因而在发现早期微细异常和定性诊断方面颇具优势。但其属于有创性操作,反映的只是受检区域局部的问题,可能漏诊消化道多重癌,而且难以评价消化道的全貌。

(七)核医学

主要反映消化道的代谢、功能状态和特定组织的分布特点。主要用于消化道出血显像、消化道黏膜异位的显像、消化道排空评价和反流测定等方面。

二、肝、胆、胰、脾

肝、胰和脾属于腹部的实质性器官,而胆道系统则属空腔脏器。目前能用于肝、胆、胰、脾疾病影像学检查的手段较多,包括 X 线检查、超声检查、CT、血管造影、MRI 以及核医学方法,但各种检查方法都有其临床应用的特点、指征和限度。了解各种方法的优劣势并合理地加以选择应用,不仅有利于疾病的诊断,也符合临床效果/价格比的原则。

(一)肝

1.X 线检查

包括 X 线透视、平片,由于不能直观反映肝的改变,目前已少用。

2.肝血管造影检查

肝血管造影能够准确判断有无肝内血管异常、评价肝病灶血供情况、了解有无肿瘤新生血管,从而帮助定性诊断,进行介入性治疗。一般是用于其他无创性影像学方法不能发现病灶或虽发现了病灶,但不能准确定性诊断的疑难患者。

(1)肝动脉造影:主要用于肝内占位性病变的诊断和鉴别诊断,或作为肝癌介入治疗的途径。

(2)间接门静脉造影:指肝血管造影中对比剂经脾静脉回流时,可使门静脉显影。用于了解肝恶性肿瘤时门静脉有无侵犯、门脉高压症和门静脉先天变异或畸形。

3.CT 检查

(1)检查前准备与消化道的 CT 检查相似,对左叶小病灶,可口服清水作为对比剂。

(2)平扫对诊断部分肝病变如脂肪肝等、显示肝出血及钙化是不可缺少的,须作为常规进行。

(3)增强扫描:采用静脉团注的方式注入 80～100 mL 含碘对比剂。增强扫描可以显示平扫不能发现或可疑的病灶,能判断病灶的血供情况以帮助鉴别病灶的性质,能显示肝内血管解剖。增强扫描方式有多种。①同层动态增强扫描:获得病灶强化的时间-密度曲线,通过观察曲线的上升斜率、峰值和下降段形态,判断病灶的动脉供血丰富程度以及病灶内血管的通透性情况。②多期增强扫描:注入对比剂后在肝动脉强化峰值期、门静脉强化峰值期、肝实质强化峰值期分别进行肝动脉期、门静脉期、肝实质期完成全肝扫描,仅进行前两项为双期扫描,再加做延迟(肝实质期)扫描,则称为三期扫描。CTA 可以准确观察肝动脉、门静脉及肝静脉的形态。③介入性 CT:包括碘油造影 CT、肝动脉造影 CT 和动脉性门静脉造影 CT 等,均属有创性检查,操作复杂,有一定风险性。

4.MRI 检查

(1)MR 平扫:一般采用自旋回波或快速自旋回波序列,先做横轴位 T_1WI 及 T_2WI,然后再做冠状位 T_1WI 及 T_2WI,必要时加做矢状位成像,扫描范围从肝膈顶部至肝右叶下缘,扫描层厚及间隔通常为 5～8 mm,对较小的病灶可采用 1～2 mm 无间隔扫描。MRI 除可提供良好的解剖学图像外,还可根据信号特征分析病灶内的组织结构和成分,因而常用于超声检查和 CT 检查鉴别诊断有困难的病例(如鉴别在肝硬化背景上发生的再生结节、不典型增生结节、早期小肝癌结节等)。一般而言,MR 对大多数肝病可做出准确的定位诊断和初步的定性诊断。

(2)增强 MR 成像:目前临床较常用的 MR 对比剂是钆喷酸葡胺,还有超顺磁性氧化铁颗粒等特异性性 MR 对比剂。MRI 增强的目的是发现平扫不能显示的等信号病灶或可疑病灶,进一步明确病变的起源和性质及其解剖关系。

(3)动态增强 MR 血管造影:经外周静脉快速注射钆喷酸葡胺(0.4 mmol/kg)后采用三维快速薄层梯度回波 T_1WI 序列扫描,可获得清晰的肝动脉、门静脉和肝静脉全貌。主要用于肝移植术前显示肝的血管解剖,以及判断肝癌对肝动脉及门静脉的侵犯情况,如肝动脉-门静脉瘘、门静脉癌栓形成等。

(4)MR 波谱技术和肝(靶向)特异性 MRI 对比剂:正在不断发展。若条件允许,可用于少数疑难患者。

5.超声检查

超声可作为肝疾病普查、筛选和追踪观察的首选检查方法,能够准确区分肝内囊性和实性病变;采用微泡超声对比剂的增强超声检查可以在一定程度上反映病变的血供情况;彩色多普勒超声能观察病灶内和周围区域血管内血流速度与方向,但超声判断病灶血供、定性诊断不甚准确,发现直径<1 cm 的病灶较困难。

6.核医学

核医学应用优势在于反映器官的功能、代谢和病理生理变化上。目前较常用的核素显像方法包括肝胆动态显像(血流灌注相、肝实质相、胆管排泄相和肠道排泄相四期)、肝动脉灌注和血池显像、肝脾胶体显像、肝肿瘤的标记和放免显像。

7.PET 与正电子发射计算机体层显像仪技术

利用肿瘤与其他病变在葡萄糖、核酸、蛋白质等代谢方面的差别,鉴别病变的性质、评估肿瘤的存活状态和寻找转移性病灶等,在肿瘤的诊断与鉴别诊断、术前分期、疗效评价、预后评估等方面有较大应用前景。

(二)胆道系统

1.X 线平片

在临床上已很少使用。

2.X 线造影

(1)口服或静脉注射:胆囊及胆道造影在临床上已很少使用。

(2)术后经 T 管逆行造影:主要用于了解术后胆管内有无残余结石、胆管与十二指肠的通畅情况以及有无术后并发症。

(3)经内镜逆行胰胆管造影(endoscopic retrograde cholangio-pancreatography, ERCP):指经内镜导管插入乳头,再注入对比剂以显示胰、胆管,主要用于诊断胰腺疾病和确定胆道梗阻的原因,进行病灶活检、胆总管取石和胆总管狭窄内支架置入术等操作。随着无创性 MRCP 技术的出现和不断完善,ERCP 的诊断作用逐渐被MRCP 取代。

(4)经皮肝穿刺胆管造影(percutaneous transhepatic cholangiography, PTC):将针经皮肤穿入肝管后注入对比剂显示肝内胆管和胆总管,临床上用于鉴别阻塞性黄疸的原因和确定梗阻的部位。PTC 现在仅用于经无创性影像手段不能确诊的患者,或考虑进行胆管引流、减黄的患者。PTC 术后应密切观察有无出血、胆汁漏等并发症。

3.CT 检查

(1)检查前准备与扫描参数同肝扫描近似,若怀疑胆系结石,则不必口服碘对比剂。

(2)平扫 CT 能够清晰显示多数含钙胆石和固醇类胆石,其他结石、胆汁结晶等 CT 难以显示。

(3)增强扫描:①方法与肝的 CT 增强扫描相同;②静脉内注射 20～30 mL 的胆道对比剂(胆影葡胺)后行 CT 扫描,此时胆道和胆囊充盈对比剂,显示清晰;③口服胆囊对比剂后行 CT 扫描,可特异性地显示胆囊。增强 CT 多期扫描可以发现胆道系统原发肿瘤,并可依据肿瘤强化方式及其演变特点进行鉴别诊断。同时还能了解上腹部有无与肿瘤相关的继发改变,如肝脾转移、淋巴结肿大、腹膜种植等。

4.MRI 检查

(1)MR 平扫:检查时应空腹。胆道 MR 检查序列与肝、胰基本相似,薄层扫描有助于胆囊内细微结构的观察。

(2)MRCP:对胆、胰管梗阻性病变的诊断具有很好的敏感度、特异度和准确度。

(3)MRI 能够显示 CT 不易发现的等密度结石。在对胆道系统肿瘤的评价方面,MRI 具有与 CT 类似的价值。薄层 MRI 多序列成像与 MRCP 结合,是全面评价梗阻性黄疸的重要手段。

5.超声检查

可以从多角度、全方位观察胆管树结构,且胆汁与肝组织、结石、肿瘤组织等之间存在较明显的回声差别。因此,超声常作为多数胆系疾病的首选检查手段和疑有胆系异常人群的筛查方法。

(三)胰

胰处于位置深在的腹膜后间隙,与周围缺乏自然对比。

1.普通平片、胃肠钡餐造影、低张十二指肠造影

普通平片、胃肠钡餐造影、低张十二指肠造影等只能根据胰周围器官位置和形态的改变来推断胰腺病变,诊断价值有限,现已少用。

2.ERCP、PTC

ERCP、PTC 属有创检查方法,可用于诊断和治疗胆管和胰管的梗阻性病变,但随着 MRCP 的出现,它的诊断作用日益减弱。目前来看,ERCP 技术更多

地趋向于介入性治疗方面。

3.血管造影

(1)胰腺血供来源丰富,主要来源于胃十二指肠动脉、脾动脉和肠系膜上动脉,故做胰腺血管造影时,除需做选择性腹腔动脉造影外,还需对上述动脉做超选择性插管。

(2)主要用于胰腺癌的分期和了解有无血管受侵犯,对于富血供的胰腺内分泌性肿瘤的诊断价值较大。但由于 CT 和 MRI 增强以及 CTA、MRA 技术的完善,已取代了 DSA 在胰腺癌诊断与分期方面的作用。

4.CT 检查

(1)扫描前准备与肝相似,扫描范围从肝门平面至十二指肠水平段。扫描层厚和间距均为 3～5 mm。快速静脉内注射含碘对比剂 80～100 mL 后做全胰普通增强扫描或双期增强扫描(与肝双期增强扫描相似)。

(2)平扫及增强 CT 检查可以作为胰腺疾病(胰腺炎、胰腺肿瘤等)的首选影像学检查方法,对胰腺肿瘤的分期和手术可切除性判断的准确性较高。增强 CT 利于显示胆总管、胰管,检出尚未造成胰形态异常的胰内小病灶,显示胰腺肿瘤与胰周血管的关系;CTA 可以准确判断胰周动脉、静脉血管状态;CT 扫描及三维重建能清晰显示胰腺疾病在胰周和腹膜后间隙的扩散,全面反映腹腔内和腹膜后的淋巴结肿大、肝和脾情况、腹膜、网膜和系膜状态。

5.MRI 检查

(1)MR 平扫:检查前禁食 4～6 小时,检查时口服 5％甘露醇溶液以充盈胃及十二指肠。常规采用 SE 序列,做冠状位及横轴位 T_1WI 及 T_2WI。扫描层厚 3～5 mm。快速梯度回波加脂肪抑制技术对显示胰大小、形态及轮廓比 SE 效果更佳。对平扫发现的胰可疑病灶,采用钆喷酸葡胺作为对比剂的增强扫描有助于病变的定性诊断。

(2)MRCP:是显示胰管的最佳检查方法,它能完整地显示胰管的全程,主要用于观察胰管的形态及其通畅情况。

(3)与 CT 相比,MRI 技术在胰腺疾病诊断中的价值基本相同,其优势在于:鉴别胰腺内的病变组织与正常组织;显示和区分囊性病变;MRCP 是无创性评价胰管形态的最佳影像学手段。在以下情况下可选用 MRI 检查:①碘对比剂过敏而不宜行 CT 检查者;②超声或 CT 发现局限性胰腺增大,但无明确病灶界限,超声或 CT 均难以诊断者;③临床疑为胰岛细胞瘤患者,精细设计的 MRI 应用价值优于 CT。

6.超声

用于胰腺疾病的普查和筛选。当超声发现胰腺有异常时,再做 CT 或 MRI 检查,以进一步明确病变的性质、范围和继发性改变。

(四)脾

脾属单核-巨噬细胞系统器官,位于左上腹后外侧。

1.X 线检查

诊断价值有限。仅能观察脾轮廓及大小改变。

2.选择性腹腔动脉或脾动脉造影

脾动脉插管技术同肝动脉,造影摄片持续至脾静脉和门静脉显影。在门脉高压或门静脉阻塞时,脾、门静脉需延迟至 25~30 秒才有显示。脾血管造影检查的诊断价值已相当有限,更多的是用于脾病变的介入性治疗。

3.CT 检查

与肝 CT 检查的扫描技术相同。薄层和多期增强扫描有利于显示各类小病灶(血肿、囊肿、肿瘤、脓肿等),了解病变内有无钙化。CT 检查可确定病变的存在和范围,结合临床及其他辅助性检查,推断病变可能的性质。

4.MRI 检查

脾 MR 平扫检查方法与肝相同,对于 MR 平扫发现的可疑病变和等信号病变,应做采用钆喷酸葡胺或超顺磁性氧化铁颗粒作为对比剂进行增强扫描,观察其强化特点,提高脾肿瘤的诊断率。MR 显示脾的弥漫性病变(如淋巴瘤等)较好。

5.超声检查

超声检查可以作为脾病变的普查和筛选手段。超声能显示脾的大小、形态以及直径在 1 cm 以上的病变,当超声发现脾有异常后,可进一步选用 CT 增强扫描或 MRI 增强检查。

第二节 胃 癌

胃癌是我国最常见的消化道恶性肿瘤。胃癌的组织学类型有腺癌、黏液腺癌、印戒细胞癌、低分化腺癌和未分化癌,腺癌占 95%。

胃癌患者早期可无症状,如出现症状,表现为上腹不适、隐痛及腹胀。胃癌患者疼痛多无规律,进食难以缓解,常伴有食欲减退、消瘦、乏力。患者大便潜血试验可呈阳性,出血量较大时可出现呕血或黑便。当肿瘤进展时,可在上腹部扪及肿块。

早期胃癌指病变仅局限于黏膜及黏膜下层,无论病灶大小及有无局部淋巴结或远处转移。根据形态可分成3种亚型:隆起型、浅表型和凹陷型。中晚期胃癌可分为:肿块型、溃疡型、浸润溃疡型和浸润型。

胃癌转移途径有直接蔓延、淋巴结转移、血行转移和种植转移。

胃癌的病理分期对判断预后和临床治疗方法的选择十分重要。它以 TNM 分期为基础并考虑肿瘤浸润深度,转移淋巴结与原发癌边缘的距离来判断。此方法为我国胃癌分期的标准。

一、影像检查方法的选择与比较

(1)胃癌和早期胃癌影像检查以低张力气钡双对比造影检查为主。单、双重对比造影对中晚期胃癌的诊断都有很大价值。定性诊断需要结合内镜活检。

(2)CT 和 MRI 的价值,在于可以直接观察癌肿侵犯胃壁和邻近组织的程度、远处淋巴结转移情况、癌肿的分期和手术切除可能性评估以及术后随访。

(3)CT 仿真胃内镜(CT virtual gastroscopy,CTVG)对胃的恶性肿瘤、溃疡、息肉样病变及静脉曲张等有较高的检出率。

二、影像表现

(一)钡餐造影表现

1.早期胃癌

(1)隆起型(Ⅰ型):表现为小而不规则的充盈缺损,高度超过 5 mm,边界清楚。

(2)表浅型(Ⅱ型):表现为胃小沟、胃小区破坏呈不规则颗粒状,轻微凹陷小龛影,僵硬、界限尚清楚。①表浅隆起型(Ⅱa 型):癌肿突出高度不超过 5 mm;②表浅平坦型(Ⅱb 型):病灶几乎无隆起和凹陷;③表浅凹陷型(Ⅱc 型):病灶轻度凹陷不超过 5 mm。

(3)凹陷型(Ⅲ型):表现为形态不规整,边界明显的龛影,深度超过 5 mm,可见黏膜皱襞中断呈杵状或融合。

2.中晚期胃癌

(1)蕈伞型:表现为不规则分叶状的充盈缺损,与正常胃界限清楚。蕈伞型胃癌上消化道造影示胃窦内巨大边界较清楚充盈缺损,邻近胃壁僵硬,胃腔狭窄。也可表现为胃腔狭窄,胃壁僵硬(图 5-1)。

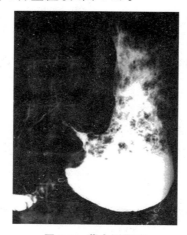

图 5-1 蕈伞型胃癌
上消化道造影示胃窦巨大边界清晰的充盈缺损,邻近胃壁僵硬,胃腔狭窄

(2)浸润型癌:表现为胃腔狭窄,胃壁僵硬。胃广泛受累时形成"皮革胃"(图 5-2)。

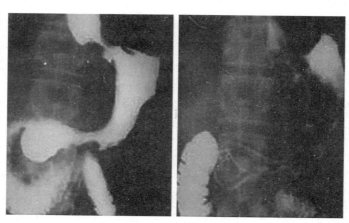

图 5-2 "皮革胃"
上消化道造影显示胃体部胃壁僵硬,胃腔狭窄,黏膜皱襞消失

(3)溃疡型癌:表现为恶性龛影,常有下列征象。①指压迹征:指因黏膜及黏膜下层癌结节浸润使龛影口部有向龛影隆起的不规则的弧形压迹,如手指压迫样,加压后显示清晰;②裂隙征:指在两指压迹征之间指向口部的尖角,为溃疡周围的破裂痕迹或两个癌结节间的凹陷;③环堤征:指在正位上环绕龛影的宽窄不一的不规则透明带,切线位呈半弧形,为肿瘤破溃后留下的隆起边缘(图 5-3);

④半月综合征：为龛影位于胃轮廓内、龛影周围环堤及龛影大而浅的综合征象，呈半月形，切线位加压投照时显示清晰；⑤黏膜皱襞破坏、中断、消失或黏膜皱襞结节状或杵状增粗，癌肿区胃蠕动消失。

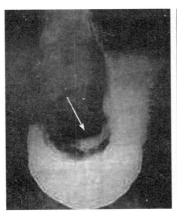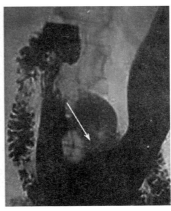

图 5-3 环堤征

上消化道造影显示胃小弯腔内半月形龛影，周边可见指压样不规则的充盈缺损，即环堤征

(二)CT 表现

(1)蕈伞型可见突向胃腔内的软组织密度肿块影；浸润型为胃壁增厚，其范围依局限或弥漫而定；溃疡型表现为肿块表面有不规则的凹陷。

(2)不规则增厚的胃壁有不同程度的强化。

(3)胃周围脂肪线消失提示癌肿突破胃壁。

三、鉴别诊断

胃癌的鉴别诊断主要是与良性肿瘤的鉴别(表 5-1)。

表 5-1 胃癌与胃良性肿瘤鉴别

鉴别项目	胃良性肿瘤	胃癌
肿块形态	边缘整齐光滑	边缘不规整
肿块表面	一般无龛影	可有不规整腔内龛影
与正常组织分界	清楚	无明显分界
邻近胃壁情况	柔软、蠕动正常	僵硬、蠕动消失
肿块周边黏膜	无破坏中断	可见破坏中断
远处转移	无远处转移，可压迫邻近组织	可有远处转移，可侵犯邻近组织

第三节　肝硬化

肝硬化是一种常见的慢性病。主要病因是肝炎、血吸虫病、酒精中毒、工业毒物和药物、营养缺乏、慢性胆道梗阻等；国内以乙型肝炎为主要病因。发病年龄 35～50 岁，男女比例为（4～8）：1。

肝硬化患者起病隐匿，病程缓慢，病情较轻，潜伏期较长，可达 10 年以上。临床上肝硬化以肝功能损害和门脉高压为主要表现，现分为肝功能代偿期和失代偿期。①肝功能代偿期：患者无明显不适或仅有疲乏、腹胀等症状，肝脏、脾脏增大，硬度增加。②失代偿期：肝脏逐渐缩小，临床出现腹水、脾大、食管静脉曲张，晚期出现黄疸、上消化道出血、肝性脑病、继发感染、并发原发性肝癌等。预后较差。

肝硬化可分为门脉性、坏死后性和胆汁性肝硬化 3 型。随着病变的发展，肝脏逐渐缩小、变硬，肝表面变得凹凸不平，肝内血管受到增生结节和纤维化组织的压迫，血流受阻，门脉压力升高，进而侧支循环开放和扩张，导致消化道出血等并发症。门静脉内血流缓慢可致血栓形成。

一、影像检查方法的选择与比较

食管钡剂造影仅用于判断有无食管和胃底静脉曲张，评价静脉曲张的程度和范围。CT 扫描为肝硬化的首选检查方法。MRI 为辅助检查手段，其诊断肝硬化的价值与 CT 相似，无须注射对比剂即可显示门静脉血栓形成和侧支循环，可代替有创性门脉造影。MRI 诊断肝硬化的优势在于可发现肝脏再生结节癌变。

二、影像表现

（一）钡餐造影表现

钡餐造影表现为虫蚀样或称蚯蚓样充盈缺损，黏膜皱襞增宽，管壁柔软且伸缩自如。晚期可见食管张力降低，管腔可有扩张，蠕动减弱，钡剂排空延迟（图 5-4）。胃底静脉曲张可见菊花样充盈缺损。

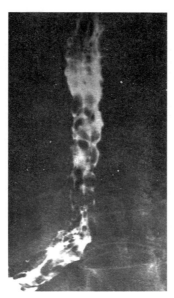

图 5-4 肝硬化食管静脉曲张

食管造影显示食管下段黏膜不规则增粗,呈虫蚀样

或蚯蚓样充盈缺损,管壁凹凸不平呈锯齿样改变

(二)CT 表现

1.早期

肝脏的体积正常或增大。

2.中晚期

包括:①肝脏边缘轮廓呈结节状凹凸不平;肝脏体积缩小,肝脏比例失调,通常是肝右叶萎缩,左叶和尾叶增大;肝门和肝门裂增宽(图 5-5)。②脾脏增大,超过 5 个肋单元。③门脉高压的表现:脾静脉、奇静脉等增粗及侧支循环开放,常见于肝门部、胃周边、脾门和食管下段,呈簇状或条索状软组织密度影,可累及腹膜后的静脉血管,主要表现为蚯蚓状、簇状或结节状软组织影,增强扫描明显强化。④肝脏不同程度脂肪沉积变性,导致全肝或局部密度降低;可伴有腹水,显示为肝外围弧形水样低密度影。

3.CT 增强扫描

如怀疑合并肝癌时,需进行 CT 增强扫描。①肝硬化再生结节在 CT 平扫中不易与肝癌鉴别,需做动态增强扫描:肝硬化再生结节的强化程度与正常肝实质一致,而肝癌则在动脉期显示明显快速强化,门静脉期强化程度低于正常肝实质;②门静脉血栓:显示门静脉内充盈缺损。

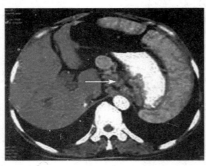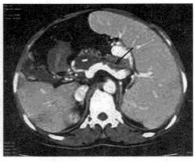

图 5-5　肝硬化

CT 显示脾脏体积增大,胃底静脉曲张(白箭头示),脾静脉血栓(黑箭头示)

(三)MRI 表现

(1)肝硬化 MRI 表现与 CT 所见相似。

(2)MRI 门静脉造影可显示门静脉血栓形成和侧支循环,并对分流术和移植提供重要术前信息并评价术后分流情况,代替有创性门静脉造影(图 5-6)。

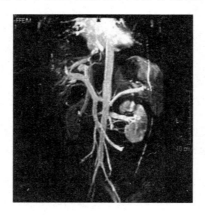

图 5-6　MRI 门静脉造影

(3)一般来说,肝再生结节在 T_1WI 上呈等信号,在 T_2WI 上呈低信号,而当再生结节呈 T_2WI 等信号或高信号时,提示有癌变的可能。

三、鉴别诊断

鉴别诊断主要是和一些与肝硬化有相似临床表现和体征的疾病鉴别,如肝炎、原发性肝癌以及可引起腹水、消化道出血的疾病等。

第四节 急性胰腺炎

一、概述

急性胰腺炎（acute pancreatitis，AP）是常见的急腹症之一，也是最常见的胰腺疾病，由于胰管阻塞、胰管内压突然增高以及胰腺血液供应不足等引起的胰腺急性炎症。临床表现主要有上腹痛，并恶心、呕吐和腹胀、腹肌紧张、压痛或反跳痛，肠鸣音减弱或消失，血、尿淀粉酶含量升高。大多数病例根据临床表现及实验室检查可作出正确诊断，但少数不典型病例临床诊断有一定困难。急性胰腺炎约半数患者伴有胆道疾病。急性胰腺炎分为两种类型：间质水肿型胰腺炎和坏死性胰腺炎。水肿型病变较轻，较常见；出血型又称坏死型，约占急性胰腺炎的 10%，易产生休克，并发症较多，病死率高。

影像学技术在急性胰腺炎的诊断中具有重要作用，CT、MRI 对急性胰腺炎的显示各有优势，但在实际临床工作中，CT 的应用更多见。主要临床价值表现如下：①可对临床可疑病例，协助临床诊断；②可对病变进行定位、提供病变的范围、程度及了解有无并发症，如出血、坏死、胰腺周围渗出、假性囊肿及假性动脉瘤形成等；③治疗后的随访，特别是对临床上并发症处理前后对比；④有助于临床对病程判定及预后的评估；⑤CT 引导穿刺进行细菌培养或对脓液穿刺引流。

二、病因

急性胰腺炎是胰腺的急性炎性过程，在不同程度上波及邻近组织和其他脏器。实践及研究表明，急性胰腺炎的发病机制是一个复杂的、多因素参与的病理生理过程，其发病机制至今尚未完全阐明。近年提出了许多新学说，对认识该疾病的发展过程和指导临床治疗起着重要的作用。

(一)胰酶消化学说

在正常情况下，同在胰腺腺泡细胞粗面内质网合成的消化酶原和溶酶体水解酶通过高尔基体时是相互分开的，最终分选到不同的分泌泡内，分别形成了消化酶原颗粒和溶酶体。如果溶酶体酶过早地在腺泡细胞内激活胰蛋白酶原使之成为胰蛋白酶，而胰蛋白酶抑制物不足以抵消活化的胰蛋白酶，则将引发一系列酶原的活化,导致胰腺的自身消化。因此认为消化酶原和溶酶体水解酶相遇,是急性胰腺炎发生的始动因素。

正常情况下,当胰液进入十二指肠后,被肠激酶原激活为有生物活性的消化酶,对食物进行消化。

(二)炎性因子学说(白细胞过度激活)

近年的研究认为,炎症介质是引起胰腺炎的炎症扩散、病情加重、多器官功能障碍以致死亡的重要原因。被激活的胰酶能刺激胰腺内的单核巨噬细胞及破坏的胰腺腺泡产生炎症介质和细胞因子,引起白细胞过度激活——炎性因子级联瀑布效应,如肿瘤坏死因子-α(tumor necrosis factor-α,TNF-α)、白细胞介素(interleukins,ILs)、血小板活化因子(platelet activating factor,PAF)、磷脂酶 A_2(phospholipase A_2,PLA$_2$)等,最终导致患者发生全身炎症反应综合征(systemic inflammatory response syndrome,SIRS)和多器官功能障碍综合征(multiple organ dysfunction syndrome,MODS)。

(三)氧化应激学说

在急性胰腺炎发展中,氧自由基(oxygen free radicals,OFRs)及其衍生物作为分子起源在胰腺损害的过程中起重要作用,其中过氧化氢、超氧化物是造成细胞损害的主要因素。这些高度活化物质通过脂肪酸过氧化作用造成类脂膜破坏及溶酶体膜破坏;循环中产生的 OFRs 破坏毛细血管内皮,加速急性胰腺炎的进程;OFRs 还可激活补体,促进白细胞黏附、活化和迁移,引起微循环障碍,加重胰腺损伤。

(四)肠道细菌移位学说

正常情况下肠道含 500 余种常驻细菌,由于受到肠道屏障的阻隔,难以突破黏膜移位到肠外组织。肠道屏障的破坏是细菌移位的前提;肠道细菌移位必不可少的 3 个主要方面:小肠细菌过度生长、黏膜屏障破坏、免疫应答受损;肠道细菌移位是急性胰腺炎感染的主要原因。

肠黏膜缺血、缺氧或缺血-再灌注损伤是介导肠黏膜屏障损伤的重要机制。改善肠道微循环,致肠黏膜的缺血-再灌注损伤,OFRs 和蛋白酶类的释放增加血管的通透性,造成组织水肿,屏障功能减弱。目前认为肠道细菌移位的发生途径可能有以下途径:①大量水分丢失,心排血量减少所致的肠壁血液灌注下降;②肠道运动功能障碍,内容物淤滞,肠道细菌及内毒素产生过多,激活炎性因子损伤肠黏膜;③肠道内细菌过度生长并穿越受损的肠黏膜屏障进入组织而发生移位；④肠道细菌通过胆道、胰胆管逆行感染；⑤经淋巴系统到淋巴结，再到其他组织；⑥局部和全身免疫力下降等因素使肠道黏膜屏障功能受损。

这些机制综合作用造成肠道菌群及内毒素可能通过血液循环、淋巴系统、直接进入腹腔、逆行感染等途径发生移位，进一步刺激已活化的巨噬细胞产生过量致炎细胞因子和炎症介质，对胰腺等脏器构成"第二次打击"，引发和加重多脏器损伤。

（五）胰腺腺泡内 Ca^{2+} 超载学说

急性胰腺炎时细胞膜的结构和功能遭到损害，细胞外 Ca^{2+} 可在电化学梯度趋势下，经异常开放的 Ca^{2+} 通道大量流入细胞，造成细胞内游离 Ca^{2+} 超负荷；胰腺腺泡细胞 Ca^{2+}，Mg^{2+}-ATP 酶的活性下降及表达显著降低，由此引起和（或）加重细胞内游离。

另外，急性胰腺炎时细胞外的分泌因子如胆囊收缩素（cholecystokinin，CCK）激活细胞膜表面的相应受体，活化磷脂酶 C（phospholipase C，PLC）引起一系列反应后促使内源性钙库中 Ca^{2+} 大量释放，导致细胞内浓度急剧增高。有研究证明胰蛋白酶激活主要依赖于酸性池 Ca^{2+} 释放。

（六）胰腺微循环障碍

急性胰腺炎早期往往有毛细血管缺血、淤血、通透性增加及微血栓形成等微循环障碍，作为急性胰腺炎启动、持续损害的因素，胰腺微循环障碍的作用近年来越来越受到重视。首先，巨噬细胞、中性粒细胞和内皮细胞激活，引起促炎细胞因子和炎症介质过度释放是胰腺微循环障碍发生的主要机制。其次，胰腺小叶内动脉属终末动脉，解剖学特点决定其小叶易因小动脉的痉挛、栓塞或压迫造成所支配区域的缺血、坏死。最后，胰酶释放和活化可能伴随某些激肽和其他毒性物质的释放，破坏微血管功能和凝血机制，减少胰腺血供，导致胰腺和其他组织器官出血及血栓形成。胰腺微循环因素在急性胰腺炎的发生和发展中的作用非常复杂，确切机制仍需深入研究。

（七）高脂血症

大量动物实验及临床研究表明，高脂血症是急性胰腺炎的病因之一，肥胖和向心性肥胖与急性胰腺炎的严重程度有关。分析其原因：①急性胰腺炎时，全身应激反应，此时血清儿茶酚胺、胰高血糖素、生长激素等脂解激素水平升高，这些激素作用于脂肪细胞的激素敏感性脂酶，使脂肪组织的甘油三酯（triglycerides，TG）分解；②应激时胰岛素分泌相对减少或出现胰岛素抵抗，脂蛋白脂肪酶（lipoprotein lipase，LPL））活性依赖于胰岛素，因而 LPL 的活性下降、引起高 TG，同时卵磷脂-胆固醇酰基转移酶活性也下降，高密度脂蛋白（high-density lipoprotein，HDL）表面的胆固醇不能酯化进入 HDL 核心，使 HDL 水平下降。

高脂饮食可以导致细胞膜和细胞器膜脂肪酸含量及其构成的比例发生变化，从而影响信号传导过程，引起细胞内 Ca^{2+} 的异常增加，继而发生细胞坏死。总之，高脂血症介导急性胰腺炎的确切关系目前还未明了，可能与激素、炎症因子及 Ca^{2+} 的调节紊乱有关。

三、病理

病理学上急性胰腺炎分为急性水肿性胰腺炎及急性出血坏死性胰腺炎。①急性水肿性胰腺炎：胰腺局限性或弥漫性水肿，体积增大，质地变硬，被膜明显充血，少数可见被膜下脂肪散在坏死或有皂化斑。镜下可见间质水肿伴中度炎细胞浸润，或伴有轻度出血和局灶性坏死。②急性出血坏死性胰腺炎：胰腺肿大，质脆而软，呈暗红色或蓝黑色。切面小叶结构模糊，胰表面、大网膜和肠系膜有散在灰白色斑点。镜下可见胰腺组织中有大片出血坏死，坏死区周围有中等量中性粒细胞和单核细胞浸润，胰内外脂肪组织坏死和钙化。

四、临床

根据最新急性胰腺炎分类法，分为两个阶段：早期（发病 1～2 周）及晚期；急性胰腺炎分为两个类型：间质水肿型胰腺炎和坏死性胰腺炎。间质水肿型胰腺炎占急性胰腺炎的大部分，80％～90％为轻度急性胰腺炎，无胰腺实质及胰腺周围组织的坏死发生，渗出常在 1 周内吸收好转；坏死性胰腺炎顾名思义一定具有胰腺实质及胰腺周围组织的坏死发生，通常两者均有，根据坏死累及部位分为：胰腺实质及胰周坏死性胰腺炎、单纯性胰腺实质坏死性胰腺炎、胰周坏死性胰腺炎。坏死性胰腺炎仅占急性胰腺炎的小部分，为 10％～20％，病情来势凶猛、临床风险大、病死率高。

急性胰腺炎临床上 95％突发上腹痛，向腰背部放射；75％～80％伴恶心、呕吐；约 50％伴发热及腹胀、腹部压痛、反跳痛和腹肌紧张、胸腔积液、腹水等腹膜炎体征，部分患者脐周皮肤出现蓝紫色瘀斑（Cullen 征）或两侧腰部出现棕黄色瘀斑（Grey-Turner 征）；严重者可出现黄疸、休克。实验室检查血、尿淀粉酶含量升高。

临床上诊断急性胰腺炎需综合患者的临床表现、体格检查及实验室检查：①突发上腹痛，向腰背部放射；②血清淀粉酶或脂肪酶大于正常值的 3 倍；③影像学检查支持急性胰腺炎的诊断。只要符合上述 3 个条件中的 2 个,临床皆可诊断急性胰腺炎。

对影像科医师来说需要明确一个概念,影像学上表现的坏死性胰腺炎不等于临床上所指重症急性胰腺炎(severe acute pancreatitis,SAP)。Atlanta 新的分类根据急性胰腺炎有无并发症及病死率的高低分为 3 个程度,即轻度 AP、中度 AP 及 SAP。轻度 AP 常无器官衰竭、局部或系统性并发症的发生,病变吸收快,病死率极低;中度 AP 常出现短暂器官衰竭(48 小时内)、局部或系统性并发症的发生,病死率为 8%;SAP 常出现持续器官衰竭(可发生于疾病的早期或晚期)、一个或多个局部或系统性并发症的发生,疾病的早期病死率达 36%~50%。

五、影像学

(一)急性间质水肿型胰腺炎

1.CT 表现

此类患者在临床上常表现为轻度急性胰腺炎,少数病例(约 20%)CT 检查无论平扫还是增强扫描均可无形态学及密度的改变,亦无周围渗出发现。此型急性胰腺炎的主要表现如下。

(1)胰腺形态:由于胰腺血管扩张、血流量增多以及血管通透性增加,胰腺水肿导致胰腺轻至中度增大,轮廓不规则;有时急性水肿型胰腺炎并不表现为全胰腺肿大,仅表现为局灶性胰腺轻度增大,周围渗出(图 5-7)。典型水肿型胰腺炎与正常胰腺的大小有很大差别,CT 诊断往往不难,但有时急性水肿型胰腺炎 CT 仅表现为轻微弥漫性肿大,此种情况往往出现在急腹症时,确诊会有困难,需要结合临床及生化检查(血、尿淀粉酶),因而 CT 表现正常不能排除本病。

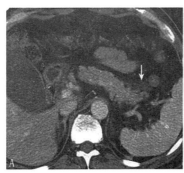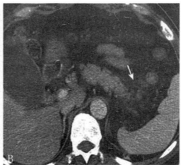

图 5-7 急性间质水肿型胰腺炎(男性,63 岁)

A、B.CT 增强静脉期图像;胰腺形态良好,胰腺尾部周围少许渗出(白箭头示)

（2）胰腺密度：CT上胰腺密度稍低、多均匀，表示胰腺炎性水肿存在（图5-8）。

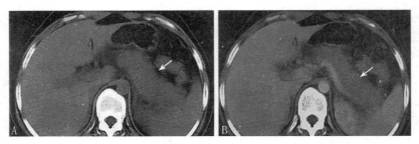

图5-8　急性间质水肿型胰腺炎（女性，30岁，饮酒后急腹症）
A、B.CT平扫及增强静脉期图像；胰腺增大水肿
（白箭头示），密度减低，增强扫描胰腺轻度强化

（3）胰腺周围：根据最新急性胰腺炎分类法，急性间质型胰腺炎胰周渗出常表现为胰周液体积聚（acute peripancreatic fluid collection，APFC）及胰腺假性囊肿。胰周积液常形成于病变早期，无固定形态、无囊壁，其边界为腹膜后腔的筋膜构成，其内密度均匀，无任何胰腺坏死成分。CT上可仅表现为胰腺边界模糊，被膜增厚；胰周脂肪密度较高，证明水肿扩大。炎症加重往往还伴有腹膜后积液和肾筋膜的受累征象，主要表现为肾前间隙、肾周间隙及肾后间隙积液，肾前筋膜的增厚；有时在胰腺本身改变不明显时，即可出现肾前筋膜的增厚（图5-9）。

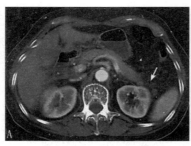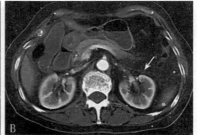

图5-9　急性间质水肿型胰腺炎周围（女性，73岁）
A、B.CT增强动脉期图像；胰腺尾部略增大，强化减低，周围少许渗出，左侧肾前筋膜增厚（白箭头示）

病理上，假性囊肿为非上皮性囊肿，囊壁主要由纤维组织形成，内含活性淀粉酶。对于假性囊肿形成有两种理论：胰腺导管或分支导管破裂持续性外漏、局部积液所致。胰周积液常在4周内自行吸收，少数超过4周的胰周积液被纤维组织包裹、粘连，则形成假性囊肿。此外，胰腺的假性囊肿还可见于急性坏死性

胰腺炎,胰腺"导管切断综合征",即胰腺颈部及体部的胰腺实质发生坏死,而远端胰腺实质残留,分泌胰液,胰颈体部坏死难以缓解,需手术切除胰腺尾部,否则组织坏死后几周内可导致假性囊肿形成。

假性囊肿可发生于胰腺内外,常发生于胰腺外,其分布同胰周积液的路径有关,其大小可从几厘米到几十厘米。CT 平扫呈圆形或椭圆形,有时呈不规则形,多数为单房,有时亦见多发分隔,均匀水样密度影、囊壁光滑。假性囊肿一般在发病后 2~3 周出现,囊肿常在 6 周内吸收;如超过 13 周,假性囊肿几乎不能完全吸收。假性囊肿可能穿破到腹腔或胃肠道,少数位于胰头或其周围的假性囊肿可压迫胆胰管引起梗阻(图 5-10)。

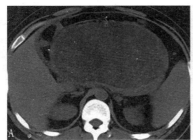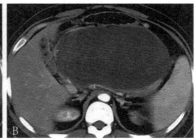

图 5-10　急性胰腺炎致假性囊肿(男性,27 岁)

A、B.CT 平扫及增强动脉期图像,胰腺前方囊性肿块,内部密度不均,见少许条絮状模糊影,囊壁薄并强化,周围少许条索影,胆囊多发低密度结石

2.MRI 表现

(1)体积、形态改变:正常胰腺形态匀称,表面可见花边样切迹;随着年龄增大,胰腺腺泡细胞萎缩,腺体间质的纤维化伴局灶性脂肪沉积,胰腺逐渐老化;MR 常表现为羽毛状或分叶状外观。少数轻型急性水肿型胰腺炎,常规 MR 序列扫描胰腺的形态及信号均无异常改变,此时诊断比较困难;急性水肿型胰腺炎的胰腺形态改变 MR 表现与 CT 表现基本相似,但 MR 显示胰腺形态的轻微改变较 CT 敏感。多数急性水肿型胰腺炎可表现为胰腺局限性或弥漫性肿大。胰腺局限性增大表现为胰腺局部肿大,形态不匀称;胰腺弥漫性肿大表现为胰腺体积增大,但形态仍较匀称,正常胰腺花边样切迹变浅甚至消失,这在老年患者中表现得更加明显。

(2)信号改变:正常胰腺在 T_1WI、T_2WI 上与肝脏信号接近。GRE 脂肪抑制的 T_1WI 是显示胰腺实质病变的敏感技术,正常胰腺呈高信号,局灶性低信号的胰腺病变容易暴露。急性胰腺炎的信号表现为 T_1WI 上胰腺信号较肝脏低,T_2WI 上胰腺信号较肝脏高,呈中、高信号。在非脂肪抑制 T_1WI 上,当胰腺炎症导致炎性渗出时,在胰周脂肪高信号背景衬托下,特别是有些仅表现胰周少量渗出改变,呈长 T_1、长 T_2 异常信号。病理上急性胰腺炎胰腺间质炎性水肿,导致了胰腺信号的改变。胰腺轻度肿胀时胰腺信号增高,多为均匀增高;胰腺明显肿胀伴炎症累及周边并渗出明显时,多表现为胰腺信号不均匀增高,可能是间质水肿区与胰腺实质信号不一致所致;此时结合临床症状,血、尿淀粉酶异常及胰腺信号增高可以对急性胰腺炎作出比较肯定的诊断(图 5-11)。

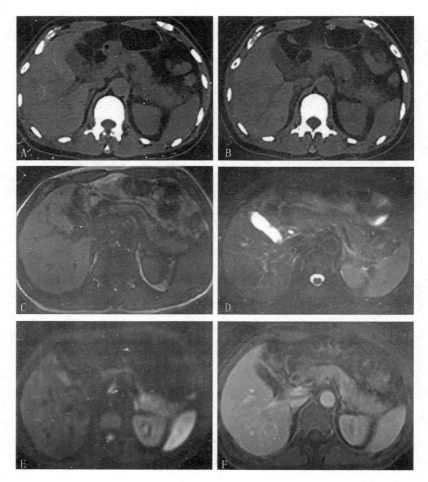

图 5-11 急性间质水肿型胰腺炎(男性,59 岁)

A、B.CT 平扫图像,胰腺体尾部增大,肿胀,轮廓模糊,胰周少许渗出;C~
F.分别为 MR 反相位 T_1WI、脂肪抑制 T_2WI、DWI 及脂肪抑制 T_1WI 增强图像,胰腺体尾部信号异常,长 T_1、长 T_2 信号,脂肪抑制 T_2WI 对胰周少许渗出显示良好,胰尾 DWI 信号略增高,强化略减低

DWI 通过检测组织内水分子的运动状态来反映组织的结构特征。但 DWI 除了反映水分子的扩散效应外,还受到 T_2 穿透效应、灌注、宏观运动等影响。表观扩散系数(ADC 值)是一个反映水分子弥散的量化指标,尽可能接近组织的真实扩散值。早期胰腺组织的水肿可导致 ADC 值的降低,病理上可能与胰腺细胞内水肿、细胞增大有关,增大的细胞导致细胞间隙变小,DWI 信号明显增高。但实际上,胰腺灌注异常的同时也影响了 ADC 值,故在临床上既要兼顾图像质量又要尽量消除血流灌注的影响,常采用 b=600~800,DWI 对急性水肿型胰腺炎早期诊断较 CT 增强更敏感,同时也避免了 CT 对比剂引起的变态反应的风险,在诊断上更安全。DWI 结合 MR 其他序列,可提供更多的信息,也有助于胰腺病变的鉴别诊断。

所有在临床上不能明确诊断、CT 检查不支持胰腺炎诊断的病例,MR 检查应成为另一检查手段。一般认为胰腺体积肿大、形态不规则、轮廓模糊改变等表现对急性胰腺炎的诊断有较大价值。但我们认为 MRI 在评价胰腺疾病方面具有较高的特异性和敏感性。MRI 可以从形态学及组织学两方面进行观察,可对胰腺的水肿清楚显示。

(3)胰管扩张:正常胰腺主胰管宽度为 1~2 mm,一般如果没有胰腺管的梗阻不会出现胰管扩张,MRCP 及横断位 T_2WI 均能清楚显示。主胰管的扩张表现为胰腺内带状低密度影,多系胰管开口处炎性狭窄或结石梗阻所致。

(4)继发改变:胰周积液发生于急性胰腺炎早期,位于胰腺内或胰腺附近,无肉芽组织或纤维组织包膜,常见于急性重型胰腺炎。急性胰腺炎容易累及胰腺被膜,导致胰腺被膜水肿、增厚;T_2WI 对胰腺被膜水肿、增厚敏感,常为胰腺表面的线状或带状高信号。当胰腺炎症累及胰周间隙时,炎性渗液进入胰周脂肪间隙,胰周脂肪层模糊或消失;胰周积液在 T_2WI 上表现为胰腺边缘模糊、胰腺周边呈高信号、肾旁间隙肾前筋膜及侧锥筋膜增厚,但在临床实践中要注意,肾旁间隙肾前筋膜及侧锥筋膜增厚非急性胰腺炎独有的特征,也可见于其他后腹膜病变。

假性囊肿在急性胰腺炎发作 4 周以上才能形成,与急性胰腺炎的病程密切相关;积液<4 周又无明确包膜时应诊断为胰周积液。液体潴留形成假性囊肿时,MRI 上表现为类圆形、边缘较锐利,T_1WI 呈低信号,T_2WI 上呈高信号,囊壁常光整,但有时亦可不光整,可与主胰管相通,在同导管内黏液性乳头状瘤鉴别诊断时需要注意。少数病例还可发现少量胸腔积液,T_2WI 表现为胸腔内弧线型高信号影。

MR 增强扫描胰腺病变区可强化均匀,亦可不均匀强化,但无坏死区。胰周积液呈无壁不强化水样信号区,胰腺假性囊肿与水信号相似,T_1WI 低信号、T_2WI 呈高信号、DWI 弥散不受限,增强囊壁可强化、囊内无强化及实质成分(图 5-12)。

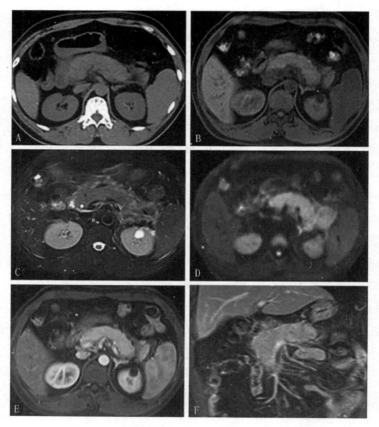

图 5-12　急性间质水肿型胰腺炎(男性,38 岁)

A.CT 平扫图像,胰腺肿胀饱满,胰腺头部、尾部周围脂肪间隙模糊,左侧肾前筋膜增厚;B～F.分别为 MR 脂肪抑制 T_1WI、脂肪抑制 T_2WI、DWI、脂肪抑制 T_1WI 增强轴位及冠状面图像,胰腺饱满,胰周渗出,脂肪抑制 T_2WI 对渗出显示良好,DWI 信号略增高,胰腺强化均匀一致,未见低密度坏死区

(二)急性坏死性胰腺炎

此型胰腺炎的治疗方案与早期诊断、病情的严重度及各种高危因素密切相关,其发病凶险、临床过程复杂多变、病死率高,因此在急性胰腺炎发病早期进行正确评估对于指导重症急性胰腺炎的治疗、改善预后具有重要意义。最近一种

新型预测评分体系 BI-SAP 评分体系,在美国大规模的急性胰腺炎病例研究中得到推广和验证,被认为是一种能够预测急性胰腺炎严重程度及住院患者病死率的评分系统。尽管如此,CT 及 MRI 在判定胰腺的出血坏死程度、范围及并发症方面仍具有不可替代性,得到众多医学专家的认可。

根据 Balthazar 和 Ranson 等诊断标准,将 CT 分级(A—E 级)和增强 CT 胰腺坏死程度相结合得到 CT 严重度指数(CTSI),能更好地预测严重程度。

Balthazar 和 Ranson CT 分级系统:A—E 级分别为 0~4 分。

A 级:胰腺正常——0 分。

B 级:局灶性胰腺肿大——1 分。

C 级:胰腺实质异常伴有轻度胰腺周围炎症改变——2 分。

D 级:胰周一处积液、蜂窝织炎,通常位于肾前间隙——3 分。

E 级:2 处或 2 处以上区域胰周积液,或胰腺内、胰周炎症内积气——4 分。

胰腺坏死程度:<30% 为 2 分,30%~50% 为 4 分,>50% 为 6 分。两者得分相加得到 CTSI,并且依此分为 3 个等级:Ⅰ 级为 0~3 分;Ⅱ 级为 4~6 分;Ⅲ 级为 7~10 分。以 CTSI>4 分为重症,可以更准确地反映 CT 影像对预后的价值。其中 Ⅰ 级表现:正常胰腺;局灶性胰腺肿大或弥漫性,形态不规则,胰体内不均匀密度减低,胰管扩张及胰体内小灶性积液。Ⅱ 级表现:除胰体内有上述表现外,有胰周脂肪炎症(胰周模糊影及线条状密度增高影)。Ⅲ 级表现:胰腺内有多个低密度区(坏死灶),胰内或胰周有积气。胰头坏死和全胰腺坏死一样严重,坏死发生在胰尾相对较好,坏死位置可能和预后相关。

因此在临床诊断坏死性胰腺炎时或在治疗过程中判定疗效时,应及时进行 CT 扫描检查。只有在 CT 检查不能明确出血范围及并发症的程度时,才可考虑行 MR 检查作为明确病情补充。

1.CT 表现

(1)胰腺形态:胰腺体积明显增大、密度不均匀、常呈弥漫性,为急性胰腺炎 CT 扫描的主要表现;有时可呈局限性,易误诊为胰腺癌(图 5-13)。

(2)胰腺密度:胰腺密度的改变是急性胰腺炎分型的主要依据。胰腺密度的降低,特别是胰腺坏死的出现,呈更低密度是急性坏死性胰腺炎的典型表现。坏死可分为 3 型:点片状坏死、段状坏死(坏死超过整个胰腺 1/3,范围贯穿胰腺全层)及全胰腺坏死。坏死部位可为胰腺头部坏死、体尾部坏死。CT 动态增强扫描正常胰腺组织呈均匀性强化,与坏死区域形成典型的对比;小斑片状坏死 CT 上常表现为胰腺实质内小灶性或小斑片状边界不清的低密度区,这种坏死灶常位于胰尾包膜下(图 5-14、图 5-15)。

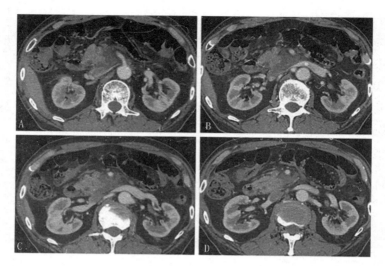

图 5-13　胰头局限性急性坏死性胰腺炎(男性,53 岁)

A~D.CT 增强图像,胰腺头部肿胀,密度减低,周围局限性渗出

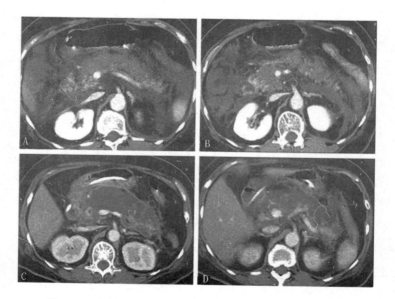

图 5-14　急性坏死性胰腺炎演变全胰腺液化(女性,66 岁)

A、B.CT 增强图像,胰腺密度不均,强化减低,胰腺周围大量液性渗出,结肠旁沟积液,两侧肾前筋膜增厚;C、D.20 天后 CT 增强图像,胰腺组织广泛坏死液化,呈囊性,囊壁薄,胰周渗出减少

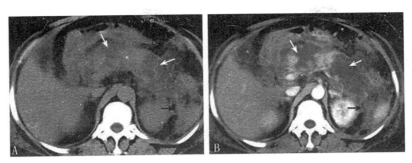

图 5-15　急性坏死性胰腺炎(女性,48 岁)

A、B.CT 平扫及增强图像,胰腺体积增大,体部、尾部见片状
低密度影(白箭头示),增强后无强化,为坏死灶(黑箭头示)

　　CT 平扫出血灶高于正常胰腺组织,可为灶性点、片状散在出血或弥漫性出血。坏死灶内可伴急性出血,呈高密度灶;当出血处于亚急性或慢性期,在 CT 上可呈水样密度。无论出血处于哪一时期,CT 增强扫描该区无强化,可表现为高密度区、等密度或低密度区(图 5-16)。

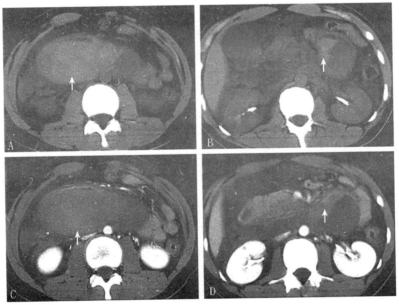

图 5-16　急性坏死出血性胰腺炎(女性,15 岁)

A、B.CT 平扫;C、D.CT 增强动脉期图像,胰腺增大,体尾部囊性灶,囊
内见高密度区,增厚后无强化(白箭头示),提示为出血,胰周液性渗出

（3）胰腺周围：胰腺轮廓模糊，脂肪间隙模糊，胰周积液，累及范围较广泛。CT 动态增强扫描能够清楚地显示腹腔及腹膜后各间隙，反映炎症的扩散范围及受累的程度。

坏死性胰腺炎胰周改变非常明显，坏死性胰腺炎主要表现：急性坏死物积聚（acute necrotic collection，ANC）及包裹性坏死（walled-off necrosis，WON）。急性坏死物积聚发生于病程早期，表现为液体内容物包含混合的液体和坏死组织，坏死物包括胰腺实质或胰周组织的坏死（图 5-17）。

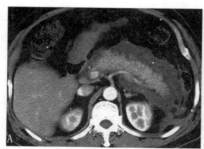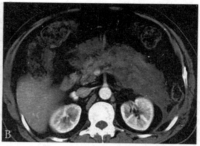

图 5-17　急性坏死性胰腺炎（男性，52 岁）

A、B.CT 增强图像，胰腺增大，边缘模糊，胰周坏死

物积聚，左侧肾前筋膜增厚，左侧结肠旁沟积液

急性坏死物积聚与胰周液体积聚不同，前者常继发于胰腺及胰周组织坏死、囊变、胰周积液，CT 扫描病变的第 1 周同胰周积液表现相似，随着病程的发展，组织坏死进一步发生，病灶呈混合密度，CT 值高于水。急性坏死物积聚常累及胰腺内外，仅发生在胰腺内或外比较少见；病变的范围和程度变化大。急性坏死物积聚常伴有胰管破坏、胰液漏出，内含坏死组织成分，这点同胰腺假性囊肿不同，急性坏死物积聚可继发感染。CT 增强扫描囊内成分无强化，且显示更清晰，少数可继发感染，周围筋膜可增厚强化。包裹性坏死发生在坏死性胰腺炎 4 周后，纤维组织包绕坏死、囊变成分，常伴感染增厚囊壁，以往常用的术语有胰腺组织坏死、坏死瘤、胰腺分离、假性囊肿伴坏死及亚急性胰腺坏死等。包裹性坏死是一种成熟的、包含胰腺和（或）胰周坏死组织、具有界限分明炎性包膜的囊实性结构，多发生于 AP 起病 4 周后。同急性坏死物积聚病理成分基本相似，是较成熟的急性坏死物积聚。CT 扫描常表现为边界清晰囊性灶，其内密度的 CT 值高于水，如含有出血的成分则 CT 值可更高，增强扫描坏死、囊变无强化、囊壁见强化，如继发感染则表现为内有气体影（图 5-18），囊壁增厚增强更明显。

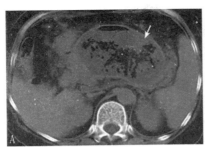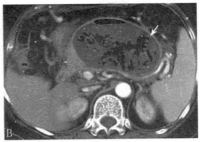

图 5-18　胰腺包裹性坏死并感染（女性，65 岁）

A、B.CT 平扫及增强图片，胰腺体尾部巨大囊性肿块，边界清晰，
囊壁均匀，见强化，内部为液性低密度影及多发气体影（白箭头示）

坏死性胰腺炎胰周改变非常明显，病变的范围和程度变化大。胰腺炎最常侵入小网膜囊，小网膜囊为一潜在间隙，与胰腺仅隔一薄层结缔组织和壁层腹膜，胰腺分泌液具有高侵袭性，液体可穿破此结构进入小网膜囊，引起积液，坏死性胰腺炎几乎均有小网膜囊积液。腹膜后腔为一薄弱区域，左肾旁前间隙最容易受累，液体其次充盈此间隙。其他相对少见的部分积液还包括：①右肾旁前间隙，都是胰头炎向后扩散的结果，有学者认为是左右肾旁前间隙经中线沟通的结果。②穿过肾周筋膜进入肾周间隙内。③肾旁后间隙，此时可扩散至椎旁、盆腔及大腿根部。④肝实质内，主要经小网膜囊和静脉韧带裂间隙扩散。⑤经脾门进入脾脏实质。⑥经膈肌脚和裂孔进入纵隔内。⑦经横结肠系膜进入横结肠；沿小肠系膜根部扩散；典型的征象主要为肠壁水肿、增厚，增强后出现黏膜强化，肌层水肿增厚，浆膜层也出现强化，典型者可表现为"夹心饼干"样表现。

（4）并发症及伴随的征象：坏死性胰腺炎同时伴有严重的蜂窝织炎，可发生胰腺脓肿，表现为胰腺内或胰周的脓液积聚，外周为纤维囊壁，CT 提示气泡征，细针穿刺物细菌或真菌培养阳性，脓肿形态各异，增强后 CT 脓肿壁可有明显强化，对鉴别诊断有一定帮助；在排除病灶与肠道相通的可能后，如果积液内见到大量气体影或气液平面，此为脓肿可靠征象；如病灶无气体影，仅依靠病灶的密度难以与单纯积液相鉴别。

坏死性胰腺炎对周围血管的侵犯亦不少见。假性动脉瘤为坏死性胰腺炎的另一重要并发症，渗出或漏出胰液侵蚀胰腺周围血管，一般发生比较缓慢，血管壁逐渐破坏，血液漏出被周围纤维组织包绕，形成假性动脉瘤。最常见累及血管为脾动脉，其次为胃十二指肠及胰十二指肠动脉。增强 CT 扫描常可明确诊断，利用 CTA 可更加直观显示假性动脉瘤的形态及与周围结构、器官的关系。

另外,坏死性胰腺炎可引起门静脉系统闭塞或血栓形成,从而导致所谓胰源性门静脉高压,门静脉系统大量侧支血管建立。

2.MRI 表现

MRI 对明确坏死性胰腺炎发生坏死的部分及范围非常有帮助。在 Atlanta 会议共识中,认为增强 MR 后,坏死区病灶直径为 15 mm 左右,表示可能存在坏死;直径＞20 mm 则提示胰腺坏死。T_1WI-GRE 脂肪抑制序列上胰腺实质信号不均匀,胰腺局限或广泛增大,边缘模糊,T_1WI 及 T_2WI 均呈混杂信号,MR 增强图像上不均匀强化,坏死区无强化,呈低信号,显示较平扫更为明显。MRI 对胰周积液、液体的成分定性及大小较 CT 敏感。

坏死性胰腺炎周围积液在 T_2WI 上常呈混杂信号,出血在 T_1WI 上常呈高信号,特别是在脂肪抑制序列上显示率高于 CT 扫描(图 5-19)。

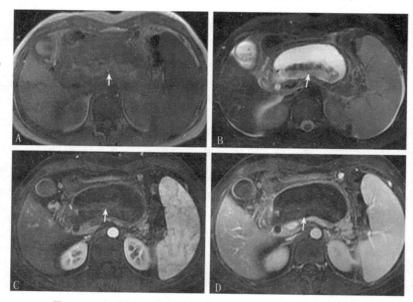

图 5-19 急性坏死性胰腺炎包裹性坏死伴出血(男性,45 岁)

A～D.分别为 T_1WI、脂肪抑制 T_2WI、脂肪抑制 T_1WI 动脉期及静脉期图像,胰腺体部囊性灶,液体部分呈长 T_1、长 T_2,底部斑片状异常信号,见分层,上部为短 T_1、短 T_2 信号,增强后无强化(白箭头示),为出血灶;胆囊信号不均,并多发小结石

T_1WI 对于急性坏死物积聚及包裹性坏死成分的改变较为敏感,尤其是出血。病灶内出血是由于有活性的胰酶侵及周围或囊壁血管,严重者可并发假性动脉瘤破裂出血。急性坏死物积聚及包裹性坏死与假性囊肿的临床处理原则不同,所以区分两者与假性囊肿对于临床工作具有指导意义。包裹性坏死与假性

囊肿常有完整囊壁,可呈现一定的张力,对邻近的组织或器官产生弧形压迹,但包裹性坏死信号较假性囊肿复杂,假性囊肿信号常均匀,而急性坏死物积聚不能显示完整囊壁。

T_2WI 能较好地区分急性坏死物积聚及包裹性坏死与假性囊肿;尤其是脂肪抑制 T_2WI 可以清晰显示,并且对囊肿的整体形态、囊壁的厚薄等有较好显示,但 T_2WI 显示囊液成分变化的敏感性不如 T_1WI(图 5-20)。因胰蛋白分解酶作用于血管,造成血管坏死破裂而出血,新鲜出血 CT 较敏感表现,为胰腺内高密度影,亚急性出血 MRI 呈高信号。

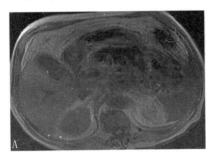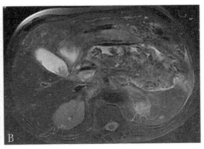

图 5-20　急性坏死性胰腺炎(男性,37 岁)

A~B.T_1WI、脂肪抑制 T_2WI 及 DWI 图像,胰腺体尾部肿大,信号不均,上部为长 T_1、长 T_2 液体信号,DWI 为高信号,提示积液的不均质性,为坏死物积聚;胆囊内见短 T_1、长 T_2 结石信号影

MRCP 是一种磁共振水成像技术,能无创地评价胆管和胰管系统的改变。临床上常采用三维触发冠状面脂肪抑制重 T_2FSE 序列成像及二维屏气重 T_2SS-FSE 序列成像。T_2-SSFSE 对静止的液体显示较好,更适合作为 MRCP 成像序列。且 SSFSE-MRCP 技术图像背景抑制较好,二维屏气扫描又减少了呼吸运动的影响,从而在 MRCP 上更有利于胰胆管内充盈缺损的显示以及对假性囊肿和主胰管关系的观察。三维脂肪抑制 T_2FSE 序列能多方位、多角度显示胰胆管图像,可观察胰胆管细微病变。

MPCP 显示主胰管与病灶是否连通的敏感性要高于 T_1WI 及 T_2WI。少数病例因腹腔多发积液、囊肿形态及囊液成分的限制,薄层观察效果要优于MRCP,但 T_2WI 显示病变的整体性及直观性不及 MRCP。因此在实际工作中,两者联合使用,互为补充,可提高诊断的准确性(图 5-21)。

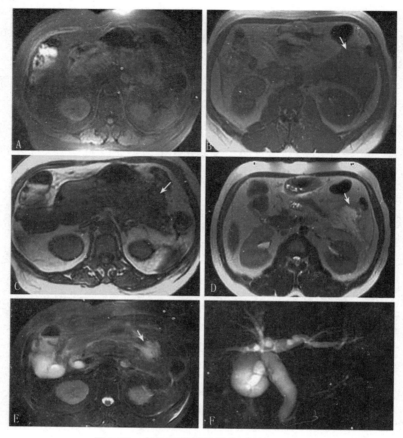

图 5-21　急性坏死性胰腺炎(男性,57 岁)

A~F.MR 脂肪抑制 T_1WI、T_1WI 同相位、T_1WI 反相位、T_2WI、脂肪抑制 T_2WI 及 MRCP 图像,胰腺肿大,信号不均;胰腺下方积液(白箭头示),信号混杂,长 T_1、长 T_2 信号内见少许短 T_1、短 T_2 信号,MR 显示积液不均质性效果好;MRCP 显示胆总管及肝内胆管轻度扩张,胰管形态可

急性胰腺炎所致胸腔积液可在 T_2WI 上清晰显示水样高信号。急性胰腺炎胰液外扩散形成的胸腔积液以量大、慢性、进行性、复发性为特点,有一定的自限性,随着胰腺炎症的控制,会逐步好转。左侧胸腔积液较为常见,这可能与左右横膈解剖的差异及胰腺解剖位置有关。

急性胰腺炎产生胸腔积液的机制并不十分清楚,过去一直认为与淋巴管阻塞有关,近年来研究显示可能与下列原因有关。①局部组织渗透性增加:腹腔渗出液淋巴液引流,急性胰腺炎产生的大量渗出性腹水,通过横膈周围的淋巴丛把富含胰酶的液体输送至纵隔及胸膜下间隙,随后组织渗透性增加,液体逐渐渗入胸腔。②淋巴管和毛细血管通透性增高：急性胰腺炎时引发膈肌炎症，淋巴管和横膈毛细血管通透性增高。③淋巴回流受阻：引流淋巴管被高酶含量的胸腔渗出液阻塞，使得淋巴回流减少；临床资料报道，左侧胸腔积液占多数，这与急性胰腺炎胸腔积液形成机制相符。④胰腺外分泌液破入胸腔：胰管或假性囊肿破裂后向后进入腹膜后间隙，胰腺外分泌液则沿阻力最小的途径向上进入纵隔并穿破一侧或两侧纵隔，引起胸腔积液；向前破裂形成胰性腹水，胰酶可直接接触并损伤膈肌，胰液透过膈肌缺损进入胸膜腔进而形成胸腔积液。⑤奇静脉引入：重症胰腺炎时，液体经奇静脉汇入上腔静脉进入胸腔而形成胸腔积液。⑥低蛋白血症：重症急性胰腺炎患者易引起低蛋白血症，导致血浆胶体渗透压降低而引起胸腔积液。这可能也是引起胸腔积液的一个原因，但比较少见。

总之，胰腺炎渗液不论是通过腹膜腔渗透还是通过腹膜后间隙扩散均可累及双侧膈下腹膜外间隙，继而通过膈肌裂孔进入胸腔引起胸腔积液。虽然对急性胰腺炎胸腔积液的形成机制还没有完全掌握，但有研究表明，胸腔积液是急性胰腺炎在全身炎症反应综合征阶段的表现之一，Uehikov 等通过回顾性分析认为胸腔积液与重症急性胰腺炎有较好的相关性；特别是急性胰腺炎患者入院 24 小时内发生左侧或双侧胸腔积液，其病死率、重症急性胰腺炎的发病率明显增高。胸腔积液也是全身器官受损的表现。有研究表明，急性胰腺炎单纯合并胸腔积液的病死率不高，而合并胸腔积液、腹水及 3 处（胸腔、腹腔、心包腔）共存积液的病死率有递增趋势，说明发生积液的部位越多，病死率可能越高。可能与有效循环血容量不足、呼吸衰竭、心脏受损所致的多器官功能障碍综合征有关。总之，重症急性胰腺炎时，应同时监测不同部位的浆膜腔积液，以便及时诊断和鉴别诊断，同时在一定程度上估计预后以及对判断急性胰腺炎的严重程度、病程有重要的临床价值。

胰源性腹水并不常见，因炎症粘连常使温氏孔闭塞，但小网膜囊内液体较常见，胰液一旦进入大网膜囊即产生胰源性腹水，少量时常积聚于肝下缘附近，为带状长 T_1、长 T_2 信号。少数患者因胰酶、坏死组织及出血沿腹膜间隙及肌层渗入腹壁下，造成软组织水肿或肿胀、脂肪坏死及多发液体积聚，致双侧腰部皮肤呈暗蓝色，称为 Grey-Turner 征，致脐周围皮肤青紫，称为 Cullen 征。MR 表现为腹壁软组织局限或广泛肿胀，边界不清楚、信号增高，T_2WI 抑脂序列显示更为明显，肌肉间隙模糊甚至消失，可出现粗细不均匀线条状 T_1WI 稍低、T_2WI 稍高信号，皮下脂肪组织内出现多形性 T_1WI 稍低、T_2WI 稍高信号影；呈单侧（左侧多见）或双侧腹壁分布，轮廓不清楚；增强扫描可见中度不均匀、不规则异常强化。

　　胰腺脓肿 MRI 常可以显示厚壁囊性灶，T_1WI 稍低、T_2WI 高信号，DWI 呈高信号，内壁光滑或不光滑，边界不清楚，周围肌间隙信号混杂，增强扫描脓肿壁呈环状明显强化，中心区域无强化，脓肿周围组织呈斑片状中等度不均匀强化，但 MR 对病灶内气体影判定不如 CT。胰周血管并发症常见胰源性门脉高压，侵犯血管出现假性动脉瘤。急性坏死性胰腺炎往往会伴有胃肠道壁水肿，胆囊或胆总管内结石，胆总管扩张，囊壁增厚、毛糙，胆道系统扩张（胆源性胰腺炎）。

　　其他伴随征象，如坏死性急性胰腺炎也可以发生周围及远处脏器损害（图 5-22），例如并发肺部和肝功能损害较为常见（图 5-23）。据统计有 40.9％坏死性急性胰腺炎并发明显的肝功能损害；胰腺炎病程后期或恢复期亦可出现脑病表现，称为迟发性胰性脑病或韦尼克脑病。目前研究认为其与患者长期禁食、缺乏维生素 B_1 有直接的关系。此外，并发心脏损害时可以有心电图、心肌酶谱变化及肌钙蛋白变化。

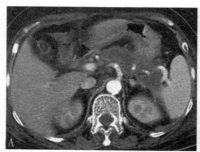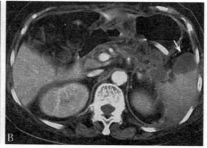

图 5-22　急性坏死性胰腺炎引起脾脏反应（女性，67 岁）
A、B.CT 增强图像，胰腺广泛坏死液化，胰周渗出，脾脏前部
低密度灶（白箭头示），提示急性坏死性胰腺炎引起脾反应

六、鉴别诊断

　　急性胰腺炎根据临床表现及影像学表现一般诊断不难，对于不典型的急性胰腺炎需要与自身免疫性胰腺炎、原发性胰腺淋巴瘤及全胰腺癌鉴别。

（一）自身免疫性胰腺炎

　　自身免疫性胰腺炎是一种自发性慢性胰腺炎，表现为轻微腹痛、梗阻性黄疸及高免疫球蛋白血症，可累及胰腺外器官。CT、MRI 表现：弥漫性腺体肿大伴环绕胰腺周围晕圈样延迟强化；弥漫性胰管不规则狭窄、多发胰管狭窄不伴中间或远端胆管扩张改变。

（二）原发性胰腺淋巴瘤

　　原发性胰腺淋巴瘤指起源于胰腺或仅侵犯胰腺及局部淋巴结的恶性淋巴

瘤,无表浅淋巴结及纵隔淋巴结肿大,血细胞计数正常。仅占结外淋巴瘤的2%～5%。CT、MRI表现为胰腺体积增大及头体部弥漫性低密度或信号异常,肿块直径往往较大,形态不规则,与正常胰腺界限不清;增强扫描肿块可轻度强化,动态增强扫描能更清楚地显示病灶与胰腺之间的关系。胰腺淋巴瘤常伴有胰头旁、后腹膜、肝门等处的淋巴结肿大。

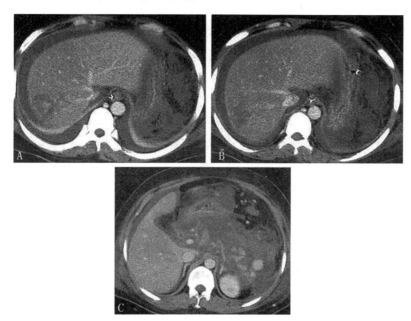

图 5-23　急性坏死性胰腺炎引起肝脏损害(女性,33岁)
A～C.CT增强图像,胰腺坏死液化,胰周坏死物积聚,腹水,肝右叶斑片低密度影,中央区不规则强化,提示为急性坏死性胰腺炎引起肝脏损害

(三)全胰腺癌

全胰腺癌又称弥漫型胰腺癌,发病部位以胰腺颈部或体尾部为主。胰腺癌弥漫浸润,有时胰腺形态改变及胰头部胰胆管受压不明显;因此不出现黄疸或胆红素增高。胰体部实质部浸润明显,表现为胰腺不均匀肿胀,体尾部萎缩,胰管不规则扩张;有时弥漫型胰腺癌容易误诊为坏死性胰腺炎;胰腺炎也表现为胰腺弥漫性肿大,T_2WI上信号轻度增高,但胰管狭窄及胰体尾部不萎缩可与弥漫型胰腺癌鉴别。全胰腺癌血清中糖类抗原19-9(CA19-9)异常升高,应首先考虑胰腺癌。

第五节　慢性胰腺炎

一、概述

慢性胰腺炎（chronic pancreatitis，CP）是在不同致病因素作用下，造成胰腺组织持续性炎性损害、纤维化的病理过程，最终引起胰腺形态不可逆性改变，内、外分泌功能永久性丧失，常伴有钙化、假性囊肿及胰岛细胞减少或萎缩。

慢性胰腺炎病因在全世界范围内存在地区差异，我国当前慢性胰腺炎病因分布情况，根据陈浮等于 2006 年 8 月报道全国 21 所综合性医院确诊为慢性胰腺炎的 1 700 例住院患者中，其病因分布如下：酒精（35.4%）、胆道疾病（33.9%）、特发性慢性胰腺炎（13.0%）、胰腺损伤（10.5%）、自身免疫（2.5%）、其他（7.3%）。

二、病因

慢性胰腺炎的发病因素如下。

（一）慢性酒精中毒

酒精是西方国家慢性胰腺炎的首要病因。一般摄入酒精 60～80 g/d，持续5～15 年可出现慢性胰腺炎，但个体间差异较大。由慢性酒精中毒所致慢性胰腺炎患者即使戒酒，病变仍会进展，对胰腺纤维化和内、外分泌功能不全无明显改善。

（二）胆道疾病

胆道疾病占我国慢性胰腺炎的 50% 以上，病因包括急性胆囊炎、慢性胆囊炎、胆囊结石、胆总管结石、奥迪括约肌功能失调、胆道蛔虫症等。胆总管和胰管共同开口于十二指肠乳头（70%～80%），当胆道有结石、胆道感染炎症时，乳头水肿使胰液引流不畅，胰管内压力升高，使胰腺腺泡及胰小管受损；即使胆总管及胰管分别开口于乳头，当奥迪括约肌功能失调、奥迪括约肌痉挛或水肿使奥迪括约肌压力增高，亦可使胰液引流不畅；此外，感染胆汁、十二指肠乳头旁憩室及局部炎症等，皆可通过附近淋巴管的扩散引起慢性胰腺炎。

（三）特发性慢性胰腺炎

病因不明，占 10%～30%，可表现为轻度胰腺内、外分泌功能不全到重度慢性胰腺炎的胰腺钙化。可分早发型（又称青年型），10～20 岁发病；迟发型（又称老年型),50～60 岁发病。

(四)代谢因素致慢性胰腺炎

1.原发性甲状旁腺功能亢进

原发性甲状旁腺功能亢进常引起高血钙,约有 15％发生慢性胰腺炎。

2.高脂血症

一般甘油三酯＞5.6 mmol/L,胆固醇＞7.5 mmol/L,易发生急性胰腺炎,且血脂增高与急性胰腺炎严重程度呈正相关。由于高脂血症引起急性胰腺炎反复发作,部分可导致慢性胰腺炎,其发病机制是因过高的乳糜颗粒可栓塞胰腺微血管引起胰腺炎,高脂血症亦可致胰腺动脉粥样硬化,引起胰腺慢性缺氧可致慢性胰腺炎。

(五)胰腺损伤

腹部外伤或腹部钝器损伤皆可导致慢性胰腺炎。多伴有胰管损伤断裂、炎症及假性囊肿形成。

(六)自身免疫性胰腺炎

因自身免疫疾病如干燥综合征、系统性红斑狼疮、类风湿关节炎、原发性硬化性胆管炎及原发性胆汁性肝硬化,皆可伴发自身免疫性胰腺炎,其确切机制尚不清楚。可能自身免疫异常,机体对胰腺导管上皮靶抗原产生免疫反应,从而引起胰腺组织慢性炎症,表现为大量淋巴细胞浸润和纤维化。外周血可有嗜酸性粒细胞计数增多,丙种球蛋白或 IgG 增高。干燥综合征、系统性红斑狼疮和类风湿关节炎皆存在血管炎,胰腺亦可发生小血管炎,导致胰腺损害。原发性硬化性胆管炎,有 50％通过胰管造影证实有慢性胰腺炎;可能是奥迪括约肌受损所致。原发性胆汁性肝硬化 70％～80％可并发干燥综合征,30％～50％可并发胆石症,两者亦皆可引起慢性胰腺炎。

(七)胰腺分裂症

胰腺分裂症即背、腹胰导管未融合或仅有细的分支胰管融合。造成主胰管引流腹侧胰液,而副胰管则引流胰体、胰尾的胰液,由于副胰管太细、副乳头开口太小,胰液排空受阻导致胰腺炎。反复发作的急性胰腺炎,其中部分可转变为慢性胰腺炎。

(八)遗传性胰腺炎

遗传性胰腺炎占慢性胰腺炎的 1％～2％,患者一般在 10～12 岁开始发病,胰腺钙化较明显,在成年后前几年出现胰腺内、外分泌功能障碍。亦可见 30～40 岁起病的家族聚集性病例报道,说明其发病机制可能还存在其他不同的遗传方式。

(九)热带性胰腺炎

多发于亚洲、非洲、南美洲等国家,青年人好发,5～15 岁初次发病,数年后出现难治性糖尿病和脂肪吸收不良。胰管内常有较大结石、胰管扩张、胰液明显潴留、胰腺萎缩和纤维化。目前认为本病遗传易感性可能起重要作用。我国至今尚未见类似病例报道。

三、病理

不同的病因引起的慢性胰腺炎病理表现不尽相同,病变的范围和程度也不一。病变以胰头部为多见;肉眼可见胰腺呈结节状,质地变硬;有时纤维组织增生和钙沉着,切面可见胰腺间质增生,胰管扩张,管内可含有结石;有时可见实质坏死,坏死组织液化后,被纤维组织包围形成假性囊肿。镜下:胰腺小叶周围和腺泡间纤维增生或广泛纤维化,腺泡和胰岛组织萎缩、消失、胰管柱状上皮有鳞状化生;间质有淋巴细胞、浆细胞浸润。少数慢性胰腺炎的胰腺上皮细胞异常增生,有癌变的可能性。

四、临床

临床上分为慢性复发性胰腺炎和慢性持续性胰腺炎两种类型。主要表现为反复发作或持续腹痛、消瘦、腹泻或脂肪泻,后期可出现腹部囊性包块、黄疸和糖尿病等。

慢性胰腺炎的发病率为 $0.04\%\sim5\%$。$15\%\sim20\%$ 的患者死于并发症,约 4% 在 20 年内可发生胰腺癌。我国近 10 年内,外科住院患者慢性胰腺炎的患病率较 20 世纪 70 年代增加了近 10 倍,其中以 30～60 岁中年男性居多,平均年龄为 46.6 岁,男女之比为 $2.6:1$。

慢性胰腺炎的诊断主要依据三大要点:组织病理学、胰腺钙化、胰管改变,另有 EUS 和胰腺外分泌功能的检测等。EUS 诊断标准尚处争议中,国内未能开展有关胰腺外分泌功能的检测。

需要注意:①血、尿淀粉酶或脂肪酶不是诊断慢性胰腺炎的依据,除慢性胰腺炎腹痛急性发作的一部分患者可有增高外,多数患者上述数值并无明显异常。②作为"金标准"的组织病理亦存在一定局限性。首先,慢性胰腺炎组织病理基本特征改变在胰腺组织中,常呈程度不等的不规则斑片状或不均一分布,某些仅表现为胰实质斑片状的病灶,一小块组织的活检结果有时并不足以反映本病的存在,随机活检不能代表整个胰腺的病变,增加了诊断难度。其次,除了个别情况下的手术探查或临床无法排除胰腺癌的手术切除,胰腺组织通常很难获取。

腹部超声或 CT 引导下经皮胰腺细针穿刺活检已应用 20 多年,是获取胰腺组织相对安全的方法,并发症 0.8％～1.1％,近年为超声内镜引导胰腺细针穿刺(EUS-FNA)所替代,但均为侵入性检查,对操作者要求高,且术后有急性胰腺炎等并发症风险,难以大规模开展。

五、影像学

(一)CT 表现

慢性胰腺炎进行 CT 检查的临床目的:①不典型慢性胰腺炎临床诊断模糊、与其他疾病容易混淆的病例,CT 检查可有助于鉴别诊断;②对临床上已确诊的病例,CT 检查有助于了解胰腺的形态及有无并发症出现;③与胰腺癌等恶性肿瘤鉴别。

慢性胰腺炎虽然类型不同,但慢性胰腺炎的病理变化 90％以上为胰腺组织炎性纤维化,呈进行性、破坏性变化。慢性胰腺炎直接征象包括:胰腺实质萎缩、钙化或胰管结石,胰腺假性囊肿,胰管狭窄或扩张及腹部包块形成。间接征象包括:胰周筋膜增厚与腹腔内粘连,胰周脂肪层的改变、侵犯胰周大血管及邻近脏器,胆道梗阻性扩张。

1.慢性胰腺炎直接征象

(1)胰腺实质萎缩、钙化:全胰腺萎缩,体积缩小是慢性胰腺炎发展的必然归宿,常合并胰腺实质不同程度钙化,呈"铺路石"样。萎缩型慢性胰腺炎较其他类型慢性胰腺炎更容易引起胆道的扩张。胰腺萎缩仅局限于胰体、胰尾部时,应高度警惕,若同时有胰头增大或肿块,要高度警惕有发生胰腺癌的可能。鉴别困难时需要采用 ERCP 或穿刺活检来确定(图 5-24)。

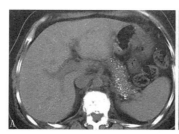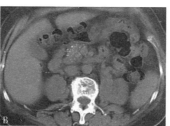

图 5-24　慢性胰腺炎伴钙化(女性,50 岁)

A、B.CT 平扫图像,全胰腺弥漫性多发点状、细沙粒状钙化,呈"铺路石"样改变

（2）胰腺假性囊肿：慢性胰腺炎假性囊肿 CT 表现为单房或多房性囊性病变，中央密度近似于水，常位于胰头区，囊壁一般较厚，可伴钙化；CT 增强检查时囊壁有强化。由于细胞残渣的量和蛋白成分不同，部分病灶囊内密度增高，囊壁不均匀性强化，均需与胰腺癌鉴别。增强 CT 扫描能清晰显示腹水、钙化、胰腺管扩张、与周边粘连情况，有助于假性囊肿型慢性胰腺炎的判定（图 5-25）。

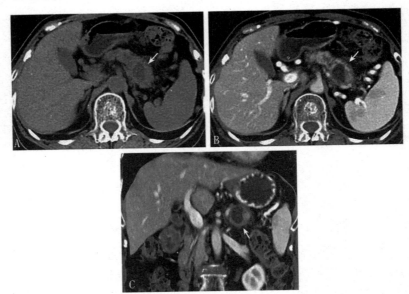

图 5-25　慢性胰腺炎伴胰内假性囊肿（女性，61 岁）

A、B.CT 平扫及增强静脉期图像；C.增强冠状面重建图像，胰腺尾部增大，内见

囊性肿块（白箭头示），壁厚、不均匀，囊壁强化，胰管扩张；脾门见增粗静脉影

（3）胰管狭窄、扩张或胰管结石：胰管扩张是慢性胰腺炎的常见表现，可有主胰管或胰管分支的扩张。CT 表现为胰管偏侧扩张明显，胰管扩张的形态多不规则，管径为 5～6 mm，呈长椭圆形，最长径沿胰管走向、胰管内呈水样密度；当伴有沿胰管分布的钙化或结石，提示该征象对胰腺炎的诊断具有特异性（图 5-26～图 5-28）。有时仅有孤立性主胰管扩张而无胆总管扩张及胰腺肿块时，应结合临床其他症状首先考虑慢性胰腺炎的诊断。

（4）胰腺肿块：慢性肿块型胰腺炎是慢性胰腺炎的一种特殊类型，炎症迁延不愈、具有炎性特征；肿块大多位于胰头部，亦可位于胰体和胰尾部。CT 表现为密度均匀，可有强化，肿块与周围结构分界一般较清楚，极少见液化坏死灶（图 5-29）。

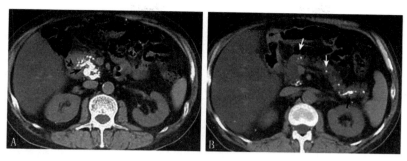

图 5-26 慢性胰腺炎伴钙化(男性,52 岁)

A、B.CT 平扫图像,胰腺头部增大,体尾部萎缩,胰头、胰尾多发斑
块状钙化(黑箭头示),沿胰管分布多发点状钙化灶(白箭头示)

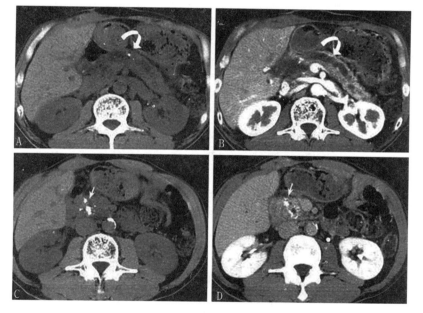

图 5-27 慢性胰腺炎伴钙化(男,57 岁)

A、C.CT 平扫图像;B、D.相对应层面的 CT 增强图像,胰腺头部多
发钙化灶(白箭头示),胰管扩张(弯箭头示),胰管内见点状钙化灶

2.慢性胰腺炎间接征象

(1)胰周筋膜增厚:胰周筋膜增厚与腹腔内广泛粘连,有时可见肾前间隙积
液或脓肿,此征象是诊断慢性胰腺炎的可靠依据之一。

(2)胰周脂肪层的改变、侵犯胰周大血管及邻近脏器:胰周脂肪层密度增高或
消失;侵犯邻近脏器可出现相应的表现,如胰源性门脉高压、脾脏梗死(图 5-28)。

— 177 —

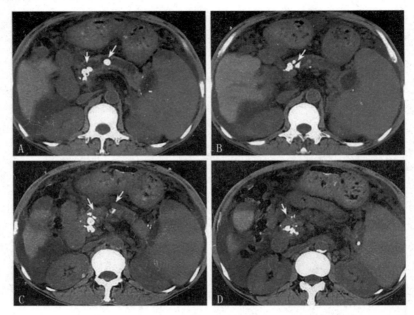

图 5-28　慢性胰腺炎伴钙化(男性,48 岁)

A~D.CT 平扫图像,胰腺体尾部萎缩,胰头钙化,胰管内多发结石(白箭
头示),胰管扩张,腹腔少量积液,胆囊底部高密度影,为"泥沙"样结石

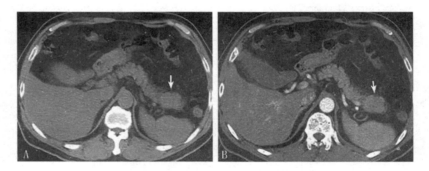

图 5-29　胰腺尾部肿块性胰腺炎(男性,58 岁)

A、B.同一层面 CT 平扫及增强动脉期图像,胰腺尾部局限性增大,呈
肿块状(白箭头示),增强后呈略低密度;胰尾周围少许条索状渗出

（3）胆道梗阻性扩张:扩张的胆总管常表现为圆形、光滑,自上而下逐渐变细
小,未见突然中断或变形。

（二）MRI 表现

胰腺钙化是慢性胰腺炎比较突出的病理特征,但其往往是慢性纤维化及疾

病的后期表现。此外,仅有 50％患者可出现钙化;因此对早期慢性胰腺炎的显示 CT 扫描并不是一个敏感的影像学检查方法。早期慢性胰腺炎形态的变化及后期胰腺纤维化程度的显示,MR 较 CT 更敏感。MRCP 对主胰管病变的显示与 ERCP 基本一致,且能显示梗阻胰管远端病变及与胰管不相通的假性囊肿,联合 MRI 可了解胰腺实质及胰周组织病变,是一种安全而敏感的检查方法。

慢性胰腺炎 MR 影像学的直接征象与间接征象同 CT 基本相仿,但 MR 可提供更多的信息,反映病变不同时期的病理表现过程。

1.以钙化及主胰管不规则扩张,实质萎缩、假性囊肿为特征性

MRI 对钙化显示不如 CT 敏感,常为低信号。T_1WI 上胰腺实质信号降低,尤其是用脂肪抑制技术时更明显;信号降低是因为纤维化使可溶解蛋白聚集降低。T_2WI 上,信号变化多样,因为胰纤维化组织伴有残存胰腺组织不同程度的感染。钙化表现局部无信号区。液体聚集或假性囊肿常为长 T_1、长 T_2 异常信号,但根据囊内成分不同可表现多样。有明显纤维化的患者中,Gd-DTPA 增强动脉期病灶强化程度降低,与胰腺实质相比,受累区强化更慢。

MRCP 可发现位于或邻近胰腺的假性囊肿和胰管异常。胰管异常包括节段性扩张、狭窄,钙斑、蛋白性斑块或黏液铸型导致的充盈缺损;念珠状或扩张的胰管分支。

2.以肿块为主要表现

也称为假肿瘤样胰腺炎或慢性肿块型胰腺炎。病灶常为胰头局部增大、伴胆总管及胰管扩张,病理上为明显纤维化病变。MRI 动态增强慢性胰腺炎肿块与正常胰腺实质均可呈明显的进行性强化。但有时与胰腺导管腺癌鉴别非常困难;在临床上常采用的方法是密切随访,必要时组织学活检。最近研究发现:胰腺癌组织平均 ADC 值显著低于癌周围胰腺组织和正常胰腺组织;亦低于慢性胰腺炎。通常认为,慢性肿块型胰腺炎较胰腺癌含有更多的纤维组织。当 b 值＝800 s/mm^2,慢性胰腺炎 ADC 值下降较胰腺癌少,虽然胰腺癌与慢性肿块型胰腺炎在细胞外间隙水分子的弥散都明显下降,但是在细胞内间隙,恶性肿瘤细胞内增高的核质比、增多的细胞器及膜性结构,可能使 ADC 值下降更加明显。体内 H^1-MRS,胰腺病变组织与正常胰腺组织代谢物比值($S_{1.80\sim4.10ppm}/S_{0.90\sim1.80ppm}$),显示慢性肿块型胰腺炎脂肪相对含量较胰腺癌显著减少。MRCP 上,主胰管呈非阻塞性光滑的狭窄或主胰管穿过肿块。

3.以胰腺弥漫性肿大为特征

此型胰腺炎常为特殊类型——自身免疫性胰腺炎。同钙化及梗阻引起的胰

腺炎类型不同,血清学检查最显著特征为血清免疫球蛋白 G4(IgG4)水平升高及富含 IgG4 阳性淋巴浆细胞。

胰腺实质 MR 信号强度降低,呈弥漫性或局限性分布,T_2WI 上呈边界清晰低信号,可能为纤维组织而非液体聚集,这也许是该型胰腺炎特殊的表现。MRI 动态增强:弥漫性腺体肿大呈雪花样强化伴环绕胰腺周围晕圈样延迟强化。

MRCP 显示弥漫性主胰管不规则狭窄是特征,类固醇治疗后胰腺炎性反应和弥漫性胰管狭窄均可消失。

4.以十二指肠旁胰腺炎为特征

十二指肠旁胰腺炎是少见的特殊类型局限性慢性胰腺炎,胰腺实质免于受累或轻度受累。

MRI 最具特征性的表现是薄片状肿块位于胰头和十二指肠之间,且伴有十二指肠肠壁的增厚,T_1WI 上与胰腺实质相比,肿块呈低信号强度,T_2WI 上呈等或稍高混杂信号,MR 动态增强显示病灶延迟增强。影像学特征反映肿块的纤维化本质。MRCP 可清晰显示扩张的胆道、胰管系统与囊肿;因十二指肠狭窄无法行 ERCP,此时 MRCP 是唯一能显示胰胆管系统的方法。

六、鉴别诊断

临床上慢性胰腺炎出现腹痛时,须和引起上腹部疼痛的消化性溃疡、胆道疾病、急性复发性胰腺炎等相鉴别,内镜和影像学检查等有助于鉴别。慢性胰腺炎出现脂肪泻时须和引起腹泻的良、恶性肠道疾病等鉴别。胰性腹水、胸腔积液有淀粉酶和脂肪酶的明显增高,而其他病变引起的腹水、胸腔积液中的淀粉酶一般不增高。影像学上提示胰腺假性囊肿时,须和胰腺其他囊性病变,如外伤后囊肿、囊腺瘤、寄生虫性囊肿等鉴别。

慢性胰腺炎最重要的是须与胰腺癌鉴别。多数情况下这两种疾病鉴别并不难,少数病例术前鉴别诊断比较困难,如两者均可有胰头局部增大、密度减低,胆总管及主胰管扩张、胰尾萎缩及胰腺周围血管脂肪消失等征象。对少数病例在术中亦难鉴别,甚至个别病理学鉴别亦有困难,癌变组织包绕在大量纤维组织内,特别是在慢性胰腺炎经上皮内瘤变到癌变的阶段。因此,目前对疑难病例采用的手段是多种影像学综合检查,结合临床资料综合分析。目前比较一致的观点如下。

(一)胰腺形态及病灶密度或信号

病灶形态不规则、内部密度不均,多有囊性灶或液化坏死灶,边界不清,常提示胰腺癌,胰头多见、胰腺体尾部常萎缩。慢性胰腺炎肿胀多呈弥漫性(亦有萎缩者),胰头炎时形成的局限肿块内部均匀、液化坏死灶少见,边界一般较清楚,因含大量纤维组织,T_1WI 及 T_2WI 均呈较低信号,动态增强扫描病灶常延迟强化、强化方式同正常胰腺基本一致,而胰腺癌组织动静脉均轻度强化或不强化,一般病灶周围常伴发炎性改变呈轻度强化。

(二)胰管及胆管扩张

胰腺癌侵及胰管呈平滑型或串珠状扩张。慢性胰腺炎胰管扩张呈粗细不均、不规则状。胰腺癌多为低位胆道梗阻性扩张、扩张程度重,扩张胆总管常于胰头或钩突水平突然狭窄中断,所谓"双管征"。有时小胰头癌时,胰头未发现明确肿块,则胰管并胆总管扩张对明确诊断有重大帮助。慢性胰腺炎时胆道梗阻少见、扩张程度轻,且扩张的胆总管为圆形、光滑、自上而下逐渐缩小,中间无中断,所谓"导管穿行征"。

(三)胰腺假性囊肿

慢性胰腺炎假性囊肿发生率较胰腺癌高,常为多发、大小不一、位置不定,胰内、外均可发生,多超出胰腺轮廓外。胰腺癌引起囊性灶,常为黏液潴留,胰腺组织坏死囊变,故囊性灶常为单发、体积常小,胰体尾侧常见,一般不超出胰腺轮廓,有时亦可突出胰腺外,此时在 MRCP 图像上容易误诊。对于此类病例一定要结合 CT 及 MR 扫描,在囊性病灶的近端常可发现癌性肿块。

(四)胰腺癌常见,而慢性胰腺炎少见征象

胰腺前后脂肪层均受侵犯,其中胰后脂肪层受累强烈提示为胰腺癌;晚期胰腺癌常侵犯邻近脏器,使其相互粘连。慢性胰腺炎胰周脂肪层相对较少受侵,多见其周围筋膜增厚及腹腔内广泛粘连,可存在炎症特异性征象(积液或脓肿)。胰腺癌胰周大血管模糊增粗、被包埋消失,此不仅为胰腺癌的确诊标准,同时还是癌肿不可切除的可靠依据。局部淋巴结肿大及其他转移征象仅见于胰腺癌。

(五)慢性胰腺炎常见,而胰腺癌少见征象

慢性胰腺炎进展期 90% 以上的患者可出现胰腺钙化。慢性钙化性胰腺炎是指胰腺实质内纤维化,胰腺导管内有蛋白栓、结石等形成。胰腺钙化的出现,标志着胰腺组织已在形态学上发生了不可逆的改变,同时也意味着患者出现并发症的可能性是未发生胰腺钙化患者的 2 倍以上。胰腺癌钙化少见,但在慢性胰腺炎癌变的病例中常可见到钙化,是慢性胰腺炎最具特征性的征象,在临床诊断过程中,有时仅胰腺钙化可作为诊断的非侵入性确诊资料而不是侵入性的组

织学资料；其特点是沿胰管走向分布的多发、散在小钙斑。胰腺萎缩、胰腺实质明显减少则是慢性胰腺炎发展的必然归宿。研究发现：胰腺钙化的发生率与病程有关，即病程越长，出现胰腺钙化的概率越高；而且胰腺钙化与烟酒的摄入和遗传因素也有着较为密切的联系。此外，自身免疫性胰腺炎亦可出现胰腺钙化，且胰腺钙化发生率高达 19％（8/42），进一步随访研究发现，主、副胰管狭窄为钙化的风险因素（$OR = 4.4$，$P = 0.019$）。胰腺钙化是热带地区发生的钙化性胰腺炎最明显的病变特点，主要表现为主胰管的扩张和胰管结石的形成，同时还可出现胰腺组织的萎缩。其发生癌变的可能性是所有慢性胰腺炎中最高的。

作为胰腺钙化的影像学检查手段，腹部 CT 是诊断胰腺钙化和结石的最佳诊断手段。可对胰腺钙化、胰管内的结石（结石的大小、数量）、胰管病变情况等进行观察，阳性率为 70％～85％。腹部超声对胰头部的结石和直径＞5 mm 的钙化灶比较敏感，但总体阳性率在 50％左右，易受肠道气体的影响，且检查阴性者不能除外胰管结石，仅作为胰腺钙化的初步筛查。MRI/MRCP 通过胰液充盈间接显示胰管内的结石，容易遗漏直径＜3 mm 的结石，阳性率为 70％左右，比较适合观察胆管和胰管病变。EUS 对操作医师要求较高，可以观察胰腺实质的早期改变，并能协助医师排除胰腺癌。

此外，在临床实践中需要警惕的是并非所有胰腺出现钙化后都可以诊断为慢性胰腺炎。有研究人员报道了 790 例胰腺 CT 检查结果，在 103 例有胰腺钙化的患者中，68％（70/103）为慢性胰腺炎，另有 13.6％（14/103）的患者为神经内分泌瘤，其他依次为胰腺导管内乳头状瘤、恶性胰腺导管内乳头状黏液肿瘤、浆液性囊腺瘤和胰腺癌，比率分别为 4.8％、5.8％、3.9％、3.9％，其中胰腺癌的 1/4 患者肿瘤内有钙化，提示钙化非慢性胰腺炎所独有。所以，对初诊的慢性胰腺炎患者，完善的实验室检查和影像学检查等是不可缺少的。

综上所述，胰腺钙化对临床医师做出慢性胰腺炎的诊断具有重要的参考价值，但两者影像学鉴别诊断时须将 CT、MR 图像结合，根据胰腺本身征象与胰周组织、脏器等的改变进行综合分析考虑，这样有助于提高影像学诊断的准确率。有时胰腺体尾部肿块型慢性胰腺炎与胰腺癌鉴别亦十分困难，尚需超声胃镜穿刺活检或随访来明确诊断。

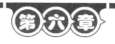

泌尿系统疾病影像诊断

第一节　常用影像检查方法

泌尿系统有多种影像检查方法,包括腹部平片、尿路造影检查、DSA检查、CT检查、MRI检查、超声检查以及核素显像检查。对于泌尿系统不同病变,这些检查方法的诊断价值和限度各异,因此应根据临床拟诊情况,有针对性地进行选择。

一、腹部平片

常规摄取仰卧前后位和水平侧位片。作为泌尿系统结石的首选检查方法,但易受肠道内气体的干扰。泌尿系统的其他病变则极少使用。

二、尿路造影

包括排泄性尿路造影、逆行尿路造影。

(一)排泄性尿路造影

排泄性尿路造影亦称为静脉肾盂造影(intravenous pyelography,IVP)。静脉注入的含碘对比剂几乎全部由肾小球滤出并排入肾盏、肾盂,然后至输尿管、膀胱,因此IVP不仅能显示尿路形态,还能大致了解双肾的排泄功能。

(1)方法:清洁肠道等检查前准备完成后,先摄取卧位腹部平片,然后在下腹部使用压迫带。于静脉内注射对比剂后1～2分钟、15分钟、30分钟各摄取双肾区片,以获取肾实质和肾盏、肾盂显影的图像。去除压迫带后,摄取全腹片,以获取输尿管和膀胱显影的图像。

(2)IVP为临床上较常应用的检查方法,用于发现造成尿路形态改变的病变(如肾结核造成的肾盏、肾盂破坏,尿路上皮肿瘤产生的充盈缺损和发育异常所致的肾盂、输尿管重复畸形等），但发现、诊断局限于肾实质内的病变。对 X 线阴性结石的检出有一定帮助，但尿路内的对比剂可掩盖小的 X 线阳性结石。适用于肾功能无严重受损及无碘过敏者。

（二）逆行尿路造影

1.方法

经尿管向膀胱内注入对比剂，或借助膀胱镜行输尿管插管并注入对比剂，前者亦称为逆行膀胱造影，而后者则称为逆行肾盂造影。

2.特点

用于检查尿路梗阻性病变，能明确梗阻部位，有时还可判断病因。适用于肾功能不良、静脉性尿路造影显影不佳者。

三、肾动脉 DSA

（1）分为腹主动脉造影和选择性肾动脉造影。通常采取经皮股动脉穿刺插管技术。腹主动脉造影时，需将导管顶端置于肾动脉开口稍上方，快速注入对比剂并连续摄片；选择性肾动脉造影是将导管直接插入肾动脉的造影检查方法。

（2）主要用于检查肾血管病变，是诊断肾动脉病变（如肾动脉狭窄、肾动脉瘤等）的"金标准"。

四、CT

CT 是泌尿系统影像学检查中最主要的，亦是最常使用的方法。

（一）扫描技术与方法

（1）肠道准备：检查前禁食、水，口服稀释 1% 对比剂。

（2）根据检查需要确定扫描范围：肾扫描范围自肾上极至肾下极，输尿管扫描范围自输尿管与肾盂联合部至输尿管的膀胱入口，膀胱扫描范围自膀胱顶至膀胱底部。

（3）窗宽采用 250～350 HU，窗位为 30～40 HU。层厚 7～10 mm，螺距 1～1.5。

（4）增强扫描时间和期相：开始团注对比剂后 30 秒、2 分钟和 5 分钟行双肾区扫描，分别获得皮质期、实质期和排泄期增强图像。开始注药后 30 秒和 30 分钟，行输尿管和膀胱区扫描，可分别获得早期增强和延迟期增强图像。排泄期扫描对观察肾盂输尿管的形态很有帮助。

（二）平扫

平扫是泌尿系统影像学检查最常使用的方法，能够显示泌尿系统病变的形态、密度、位置,MPR 图像还能清楚显示病变与邻近结构的关系。对尿路结石检出最敏感,但对于少数 X 线阴性结石不能检出。单纯平扫对病变范围、数目和性质判断有一定的限度。

(三)多期增强

扫描常需要进行此项检查,但肾功能受损者应慎用。

(1)能够进一步确定病变的范围和数目。

(2)能够发现、诊断大多数病变(先天发育异常、肿瘤、炎症、外伤、移植肾的评估等),并有助于对病变进行鉴别诊断。

(四)特殊检查方法

1.肾动脉 CTA

开始团注对比剂后 30 秒行肾区薄层(1～3 mm)扫描,应用 MIP、表面遮盖三维重建技术及螺旋 CT 容积漫游技术行肾血管三维重建。用于检查肾血管病变(筛选肾动脉狭窄等)。

2.CT 尿路造影(CT urography,CTU)

开始团注对比剂后 30 分钟行全尿路扫描,应用 MIP 技术行尿路系统三维重建。用于整体观察肾盂、输尿管和膀胱,显示突向腔内的病变。

五、MRI

MRI 是泌尿系统 CT 和超声检查的重要补充方法,常有助于病变的定性诊断。

(一)扫描技术与方法

(1)采用呼吸门控和呼吸补偿以减少呼吸运动产生的伪影。

(2)成像序列:平扫通常采用 SE、FSE 和(或)GRE 序列的 T_1WI 和 T_2WI 成像,增强扫描采用 SE 或 GRE 序列 T_1WI 检查,选择性应用压脂技术以确定病变内有无脂肪。

(3)扫描范围、增强扫描时间和期相与 CT 扫描相似。层厚 6～10 mm,间隔 1～2 mm。

(二)平扫

能够确定病变的组织学特性(脂肪、出血、钙化等),有利于病变的诊断和鉴别诊断。

(三)增强扫描

目的和价值与 CT 增强扫描相似。

(四)特殊检查方法

(1)肾血管 MRA:用或不用对比剂,用于筛选肾血管疾病,但临床应用尚不广泛。

(2)磁共振尿路造影(MR urography,MRU):临床应用较广泛,主要用于检查尿路梗阻性病变。

六、超声检查

(一)检查技术

(1)通常用线阵式或凸阵式超声探头,频率为 3.5 MHz;消瘦者或新生儿为 5.0 MHz。经直肠或阴道检查膀胱,需选用腔内探头。

(2)检查体位:通常采用俯卧、侧卧和仰卧位。经背部、侧腰部、腹壁扫查肾;自肾门向下扫查输尿管;经下腹壁、直肠或阴道扫查膀胱。

(二)优缺点

通常作为泌尿系统影像学检查的首选方法,能够发现和诊断大多数泌尿系统病变,对结石的检出率很高。但诊断较小病变(小结石或小肿瘤等)、不伴有梗阻的输尿管病变困难,不易显示泌尿系统畸形的全貌。总体而言,诊断效果不及 CT 检查。

七、核素显像

主要为肾动态显像,包括肾血流灌注显像和肾功能显像。

(1)检查技术:快速推注显像剂并进行采集。其中开始 1 分钟内(1 帧/秒)所获得的系列图像为肾血流灌注图像,1 分钟至 20~40 分钟(15~60 秒 1 帧)所获得的系列图像为肾功能图像。

(2)肾血流灌注显像主要用于评估肾血管病变导致的肾缺血,肾功能显像则是临床判断肾功能受损的可靠标准。

第二节　肾血管病变

肾血管病变病因复杂、种类较多,本节仅介绍肾血管性高血压、肾动脉栓塞与肾梗死、肾静脉栓塞。

一、影像检查方法的选择与比较

(一)X 线检查

平片及造影检查对肾血管病变价值不大。

(二)CT 检查

多层螺旋 CT 肾血管造影能清楚地显示肾动脉、肾静脉,利用重建技术,可以从任意角度观察,不仅能观察管腔状态、还能显示管壁的改变;此外还能了解血管腔外结构对肾血管的影响,如压迫性狭窄等。另外还能显示肾实质、肾盂肾盏及腹膜后结构。多层螺旋 CT 肾血管造影是无创性检查,其敏感性、特异性与 DSA 高度相似,正在逐步替代有创的 DSA 检查。

(三)MRA 检查

MRA 评价肾血管病变与 CTA 相似。三维增强磁共振血管成像(3DCE MRA)对肾动脉狭窄显示更好,可避免 MRA 对肾动脉狭窄程度的过度评价。

(四)DSA 检查

能准确地显示肾血管病变的部位、范围、程度及侧支循环等情况。有时判断是肾血管本身的病变还是腔外病变对肾血管的影响有一定的难度。目前 DSA 仍是诊断肾血管病变的"金标准",但正在受到 CTA、MRA 的挑战。

二、影像表现

(一)肾血管性高血压

各种原因导致的一侧或双侧肾动脉狭窄、闭塞引发的高血压称为肾血管性高血压,本病占所有高血压的 5% 左右。国内肾动脉狭窄最常见的病因是原因不明的大动脉炎,其次为动脉粥样硬化、纤维肌性发育异常等。主要临床表现有突然发生的高血压(尤其是青年人和老年人),高血压呈恶性或良性高血压突然加重,以及对药物治疗无效。舒张压中高度增高。有 1/2 的患者可以在上腹部或背部后肋膈角听到高音调的收缩-舒张期杂音。

1.X 线检查

平片及造影检查有时可见肾影缩小;肾皮质萎缩;肾盂肾盏细小及显影延迟、浅淡或不显影。

2.CT、MRI 检查

平扫表现为肾脏萎缩变小,增强后肾实质、肾盂显影较淡。CTA、MRA 扫描范围从肠系膜上动脉根部至腹主动脉分叉处,肾动脉峰值期扫描后,采用重建技术(大多选用 MIP 及曲面重建)可以显示肾动脉、副肾动脉 2～3 级分支,可观察到狭窄的部位、范围,并可对狭窄的程度做出评价,肾动脉狭窄分级:0 级狭窄 ＜30％,Ⅰ 级 30％～49％,Ⅱ 级 50％～69％,Ⅲ 级 70％～99％,Ⅳ 级完全闭塞。

3.DSA 检查

肾动脉造影能直接显示狭窄,常见的造影表现有:①肾动脉狭窄,大动脉炎及动脉粥样硬化所致的狭窄大多位于肾动脉的起始部或近 1/3 处;纤维肌性发育异常所致的狭窄大多位于中远端;②狭窄后扩张,重度局限性狭窄的远端可见梭形扩张;③动脉瘤形成;④侧支循环建立,一般起自肾包膜动脉、腰动脉等(图 6-1)。

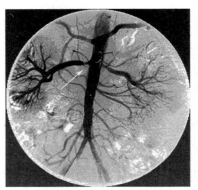

图 6-1　肾动脉造影,肾动脉狭窄

右肾动脉根部见狭窄(白箭头示)

(二)肾动脉栓塞与肾梗死

肾动脉主干及分支可因血栓、栓子等原因发生栓塞,导致肾梗死、肾节段性梗死。血栓可以是自发性的、高凝状态及外伤诱导等。栓子可以是心源性的、脂肪栓和瘤栓。急性肾动脉栓塞的临床表现与其他原因的急腹症相似,可有急性少尿、肾功能不全,急性起病的恶性高血压等。

(1)X 线检查:平片肾影正常,造影检查患肾无功能。

(2)CT:急性肾动脉主干栓塞,CTA 显示肾动脉主干明显狭窄或中断,远端分支不显影,患肾无强化。急性肾动脉分支栓塞,平扫肾实质内局限性稍低密度区,呈楔形或三角形,底朝外,尖端指向肾门,增强后无强化,与周围正常肾实质形成对比,境界趋清(图 6-2 中的 A、B)。

(3)MRI:MRI 与 CT 表现基本相似,MRA 可显示肾动脉中断或明显狭窄,分支栓塞时,梗死部位的肾实质,T_1WI 为低信号,T_2WI 为高信号,增强后无强化(图 6-2 中的 CDEF)。

(4)DSA:急性肾动脉主干完全栓塞时,肾动脉及肾实质不显影,分支栓塞时梗死部位的肾实质不显影。

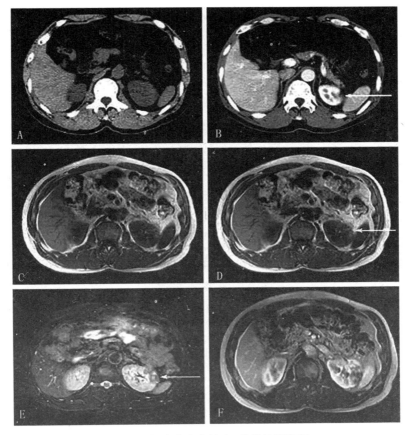

图 6-2 肾动脉分支栓塞、节段性肾梗死

A.CT 平扫示左肾实质内密度不均匀;B.CT 增强示左肾实质楔形低密度影,边界清晰,不强化;C.T_1WI 示左肾病灶信号不均;D.T_2WI 示左肾实质片状低信号影;E.压脂 T_2WI 示左肾病灶内未见脂肪信号;F.增强 T_1WI 示病灶无强化

(三)肾静脉栓塞

肾静脉栓塞可因血栓、栓子及其他原因造成。成人肾静脉血栓与高凝状态、外伤致血管壁损伤有关,栓子以瘤栓较为常见。急性肾静脉栓塞的临床症状与急性肾动脉栓塞相似,慢性肾静脉栓塞临床症状可不明显。

（1）X线检查：急性肾静脉栓塞平片可见肾影增大，造影检查患肾无功能不显影。慢性肾静脉栓塞，如有足够的侧支循环，则肾影大小、功能基本保持正常，如无侧支引流，则早期肾影增大，随后萎缩，功能丧失。

（2）CT：急性肾静脉栓塞CT平扫可见患肾增大，增强后静脉期患侧肾静脉显影较对侧明显延迟或浅淡，有时还能见到腔内充盈缺损。慢性肾静脉栓塞侧支循环建立时，肾静脉腔内可见到充盈缺损，近端肾静脉扩张，肾周可见到新开放的侧支循环静脉。此外，由于肾淤血，肾皮质期、实质期延长，实质期髓质密度高于周围的皮质。

（3）MRI：MRI表现类似CT表现（图6-3）。

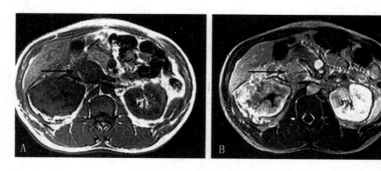

图6-3　肾静脉瘤栓形成

A.T_1WI示右肾静脉内见低信号瘤栓；B.增强T_2WI示右肾静脉内瘤栓均匀强化

（4）DSA：肾静脉造影能直接显示肾静脉栓塞的征象，完全栓塞时，导管不能进入肾静脉；不完全性栓塞时，可显示腔内充盈缺损；明显栓塞时，肾静脉不显示，侧支循环静脉显示。

三、鉴别诊断

（1）DSA及CTA、MRA可清楚地显示肾动脉，诊断肾动脉狭窄无难度，CTA、MRA还能区分肾动脉狭窄是血管本身的病变还是外压性改变。检出与血流动力学相关的肾动脉狭窄（＞50％）CTA、MRA与DSA所发现的血管改变有高度的形态学相关性；DSA存在潜在的危险性且肾动脉狭窄的发病率并不高，因此DSA作为普查的方法是不合适的，CTA、MRA可作为高血压患者排除肾血管病变的一种筛选方法。

（2）肾动脉栓塞与肾梗死DSA及CTA、MRA均有典型的表现，诊断本病不困难。对栓子性质的判断确有一定的难度，心源性栓子为软组织密度信号，脂肪栓子密度明显低，血栓密度高于软组织，瘤栓有肿瘤病史及肿瘤病灶。分支栓塞时平扫有时不易与肾占位区别,但增强后,典型的无强化楔形或三角形形态可资鉴别。

(3)增强 CT、MRI 及肾静脉造影诊断肾静脉栓塞不困难。

第三节　肾上腺病变

肾上腺分泌多种激素,且组织结构复杂,可发生多种病变。肾上腺病变依据激素水平是否正常,分为功能性和无功能性的,肾上腺肿块有良、恶性之分。恶性又有原发性、转移性之分。良性无功能性腺瘤居多。影像学检查的目的是发现病变并确定病变部位、大小和性质。

一、影像检查方法的选择与比较

(一)X 线检查

X 线检查对肾上腺病变无诊断价值。

(二)CT 检查

CT 检查是肾上腺病变首选的影像学检查方法,但平扫发现病变时,尤其是肿块性病变,应做增强检查。肾上腺在周围脂肪的衬托下,能够清楚显示。右侧肾上腺位于右侧膈脚与肝右叶内后缘之间,前方毗邻下腔静脉,呈斜线样、倒 V 形或倒 Y 形。左侧肾上腺位于左肾上极前内侧,前外方毗邻胰体,内为左侧膈脚,呈倒 V 形、倒 Y 形或三角形。肾上腺呈均匀软组织密度,侧支厚度<10 mm,肾上腺面积<150 mm^2。增强扫描肾上腺均匀强化。

(三)MRI 检查

MRI 检查对肾上腺病变内组织成分的判断优于 CT,但受空间分辨率的影响,对肾上腺病变大小的评估不够准确,对于较大的病变,MRI 是 CT 检查的必要补充(图 6-4)。

二、影像表现

(一)肾上腺皮质增生

临床分为 3 型:皮质醇增多症即库欣综合征,临床表现有向心性肥胖,满月脸,皮肤紫纹,血、尿皮质醇增高;原发性醛固酮增多症临床表现有消瘦,肌无力,多尿,血、尿醛固酮增高;肾上腺性征异常,临床表现有性早熟,男性女性化、女性男性化,先天性者有假两性畸形,尿孕三醇增高。

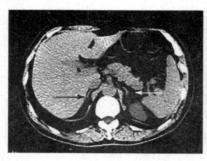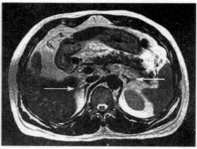

图 6-4　正常肾上腺 CT 及 MRI 表现

(1)CT:双侧肾上腺弥漫性增大,密度、边缘和外形基本正常。侧肢厚度>10 mm或面积>150 mm²即可诊断。有时增大的肾上腺边缘可见结节影,密度与肾上腺相似,为肾上腺结节增生。

(2)MRI:可发现双侧肾上腺弥漫性增大,信号强度均匀,结节样增生信号确定与腺体基本一致。

(二)肾上腺肿瘤

本段仅介绍几种常见的肿瘤。功能性腺瘤主要为肾上腺皮质腺瘤,少数为性征异常综合征。无功能性腺瘤大多数在影像学检查时意外发现。肾上腺嗜铬细胞瘤多数为良性,少数为恶性,典型的表现有阵发性高血压,头痛、心悸、多汗,儿茶酚胺代谢产物明显增高。肾上腺转移瘤多数为肺癌转移,其次为乳腺癌等。

1.CT 表现

肾上腺腺瘤表现为单侧肾上腺圆形或椭圆形肿块,边缘光滑,内部脂肪较多,密度较低,可类似于水,增强扫描呈均匀或不均匀一过性强化(图 6-5)。嗜铬细胞瘤表现为肾上腺圆形或椭圆形肿块,较大的肿瘤常有出血、坏死、囊变,故密度不均匀,增强扫描呈不均匀强化(图 6-6);恶性者,肿块有分叶,邻近组织浸润,腹膜后淋巴结肿大,远处脏器转移。肾上腺转移瘤多表现为双侧肾上腺肿块,大小不一,圆形、椭圆形或分叶,密度均匀亦可不均匀,增强后肿块强化均匀或不均匀。

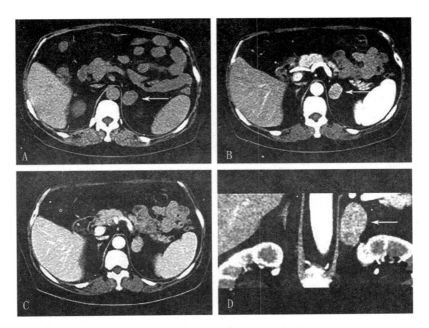

图 6-5　肾上腺皮质腺瘤 CT 表现

A.左侧肾上腺软组织密度结节影,密度均匀,边界清
晰;B、C 增强 CT 示瘤体均匀强化;D.冠状位 MPR

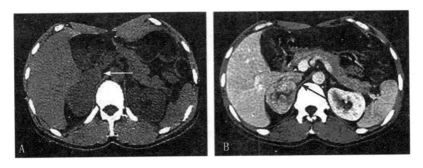

图 6-6　嗜铬细胞瘤 CT 表现

A.右侧肾上腺软组织密度结节影,密度均匀,边界清晰;B.增强 CT 示瘤体均匀强化

2.MRI 表现

　　腺瘤在 T_1WI、T_2WI 上信号强度与肝脏相似或略高,瘤内脂肪成分在脂肪抑制序列中信号衰减。嗜铬细胞瘤在 T_1WI 上为低信号或等信号,在 T_2WI 上为高信号,较大的肿瘤因有出血、坏死、囊变,囊内信号不均匀。肾上腺转移瘤在 T_1WI 上低于或等于肝脏信号,在 T_2WI 上信号强度明显高于肝脏信号。

(三)鉴别诊断

(1)双侧肾上腺弥漫性增大,结合临床特征及实验室检查,诊断肾上腺皮质增生不困难。肾上腺结节增生与肾上腺腺瘤影像学表现鉴别困难,但前者促肾上腺皮质激素增高,而后者多数降低。

(2)肾上腺皮质腺瘤患者肥胖,瘤体直径一般>2 cm;肾上腺皮质腺瘤患者消瘦,瘤体直径一般<2 cm。当临床考虑嗜铬细胞瘤时,CT、MRI发现肾上腺较大肿块,可诊断嗜铬细胞瘤,若未发现肿块,则应扩大扫描范围,查找异位嗜铬细胞瘤。有肾上腺外恶性肿瘤并发现双侧肾上腺肿块,应考虑肾上腺转移瘤;无肾上腺外恶性肿瘤,有双侧肾上腺肿块,须与其他双侧肾上腺病变如淋巴瘤、肾上腺结核(图6-7)等鉴别,依据临床表现鉴别多不困难。

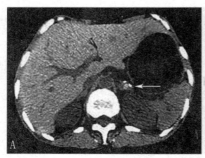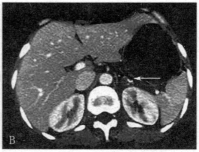

图6-7 肾上腺结核CT表现

A.CT平扫示左侧肾上腺增大,形态不规则,边缘见斑点状钙化;B.CT增强示,左侧肾上腺病灶未见强化

第四节 泌尿系统恶性肿瘤

泌尿系统恶性肿瘤有肾癌、肾盂癌、肾母细胞瘤、肾转移瘤及膀胱癌等。除肾母细胞瘤,绝大多数发生在小儿外,其余肿瘤大多发生在40岁以上的中老年人,男性较多。患侧肾绞痛、腰痛、患侧腹部包块,无痛性肉眼血尿为常见临床症状。

一、影像检查方法的选择与比较

(一)KUB检查

KUB以往是泌尿系统病变检查的第一步,随着检查技术、方法的日益发展,现除了泌尿系统结石尚有少数应用外,对泌尿系统恶性肿瘤的诊断基本不再选用。

(二)静脉肾盂造影检查

静脉肾盂造影对肾盏、肾盂内较小的病变显示较敏感,可作为肾盂肾盏肿瘤首选的影像检查方法,但继发肾盂积水时,检查可能会失败,需进一步选择其他影像检查方法。尿路造影对泌尿系统其他恶性肿瘤的诊断作用不及超声、CT 和 MRI,现已很少应用。

(三)CT 检查

CT 检查可显示肿瘤的大小、数目、形态、位置及密度,还能了解肿瘤与周围结构的关系,是泌尿系统恶性肿瘤最常用的检查方法,但肿瘤的分期不及 MRI 准确。

(四)MRI 检查

MRI 检查不是泌尿系统恶性肿瘤影像检查的首选方法,主要用于超声、CT 表现不典型的复杂病变,需进一步诊断和鉴别诊断。对肿瘤的术前分期(主要是 T_3 期)较超声、CT 准确。当尿路造影失败时,为了了解肾功能及含尿液脏器结构的情况,MRU 及 CTU 可起到与尿路造影相似的诊断作用。

(五)超声检查

超声检查是泌尿系统恶性肿瘤筛选和首选的影像检查方法,发现病变后,可再行 CT 检查进一步明确诊断及肿瘤术前分期,诊断仍有困难时,可考虑 MRI 检查。

(六)肾动脉血管造影

一般用于对肾癌术前肿瘤血管解剖的了解,由于 CTA、MRA 与肾动脉血管造影有高度的相似性,现在肾癌术前肾动脉造影已基本不用,如为了减少肾癌术中出血,可作肾动脉造影加肿瘤血管栓塞。肾动脉造影对早期肾盂癌的诊断基本没有帮助;膀胱癌的诊断也很少应用血管造影。

二、影像表现

(一)肾癌

肾癌又称肾细胞癌,起源于肾小管的上皮细胞,以透明细胞癌常见,是肾脏最常见的恶性肿瘤。

1.X 线表现

少数较大的肿瘤可表现为平片上肾影轮廓局限性膨隆,其内有时可见斑点样钙化。X 线检查主要表现为肾盏肾盂受压变形、牵拉移位、充盈缺损、破坏中断及肾盂扩大积水。

2.CT 表现

肾癌平扫时表现为肾实质内类圆形肿块,多呈稍低密度,也可呈等密度或稍高密度;肿块较小时,肾轮廓可正常,肿块较大时,肾轮廓局限性膨隆;当肿块内有液化、坏死或新鲜出血时,则肿块内密度不均匀,出现不规则低密度区或斑片样高密度区;少数瘤体内可见钙化。增强扫描皮质期,富供血的肿块多呈不均匀强化,程度与邻近的肾皮质相似;实质期,肿块密度较周围肾实质密度稍低;瘤内坏死液化区无强化;肾静脉或下腔静脉内可有瘤栓形成,表现为肾静脉或下腔静脉内强化不明显的充盈缺损;肿块突破肾包膜后,肾周脂肪间隙模糊或消失,肾筋膜增厚,也可向肾盂侵犯,形成肾盂内肿块;可有淋巴结及其他脏器转移(图 6-8)。

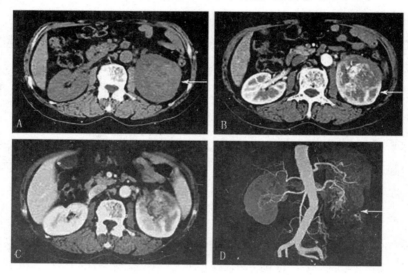

图 6-8　肾癌 CT 表现

A.CT 平扫示左肾软组织密度肿块(箭头),密度不均匀;B.增强 CT 皮质期,肿块不均匀强化;C.肾盂被肿块侵犯;D.肾脏 CTA 示左肾肿块见增多、增粗、迂曲的肿瘤血管;不规则染色;局部"血湖"形成

3.MRI 表现

肾癌瘤体较小时,T_1WI 呈等信号,T_2WI 呈高信号;瘤体较大时多呈混杂信号,瘤体实质部分信号与小肾癌相似,坏死液化区在 T_1WI 呈低信号,T_2WI 呈不均匀高信号,出血灶在 T_1WI、T_2WI 均呈斑片样高信号;假包膜表现为瘤体周围线样低信号环;肾静脉或下腔静脉内瘤栓,则静脉内流空效应消失,软组织信号代之(图 6-9)。增强后表现类似 CT 增强后所见。

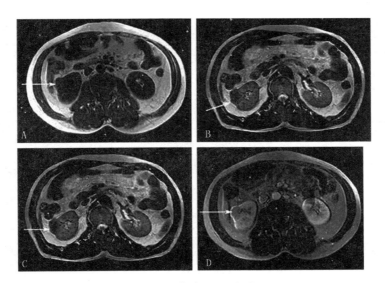

图 6-9　肾癌 MRI 表现

A.T_1WI 示右肾低信号结节,边界不清;B.T_2WI 示右肾病灶呈低信号;C.增强动脉

期 T_1WI 示右肾瘤体明显强化;D.增强静脉期示瘤体强化程度低于周围肾皮质

(二)肾母细胞瘤

肾母细胞瘤又称肾胚胎瘤,来源于肾的胚胎细胞,主要是上皮样和间叶性的混合组织,是小儿最常见的肾恶性肿瘤。

1.X 线检查

在 KUB 上表现为患侧肾影明显增大,含气肠腔影向对侧移位。IVP 表现同肾癌相似。

2.CT 表现

肾脏内巨大肿块,不均匀低密度,内可有密度更低的坏死区,也可有较高密度的出血灶;肿块的边缘可有条片状钙化。增强后肿块轻度强化,而周围受压的正常肾实质明显强化(图 6-10)。肾静脉、下腔静脉内可有瘤栓,淋巴结转移及远处脏器转移与肾癌相似。

3.MRI 表现

肿块信号不均匀,在 T_1WI 以低信号为主,在 T_2WI 以高信号为主,出血灶在 T_1WI、T_2WI 均为斑片样高信号。

(三)肾盂癌

肾盂癌大多起源于肾盂肾盏的移行上皮,少数为鳞状上皮。

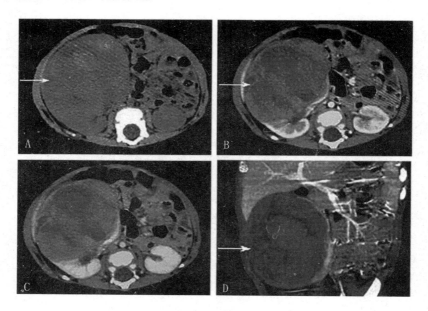

图 6-10 肾母细胞瘤 CT 表现

A.CT 平扫示右肾巨大软组织肿块,密度不均;B、C.增强 CT 示肿瘤边界尚清楚,
呈轻度强化,内可见低密度坏死液化灶不强化;D.冠状位重建,肾皮质受压变薄

1.X 线检查

X 线检查主要表现为肾盂肾盏内固定不变的结节样充盈缺损,肾盂肾盏不同程度的扩张。

2.CT 表现

肾盂内结节样软组织密度影,增强后结节影轻度强化;肾盂期扫描结节样肿块呈充盈缺损(图 6-11)。肾实质受侵犯则肾盂肿块与邻近的肾实质分界不清;肿块位于肾盂输尿管交界处则出现肾盂积水;晚期肿瘤可穿透肾实质累及肾周脂肪,并可有淋巴结或远处脏器转移。

3.MRI 表现

肾盂内肿块与尿液相比在 T_1WI 呈稍高信号,在 T_2WI 与尿液相似不易区分。增强后 T_1WI 中肿块相对尿液呈高信号,肿块显示清楚。肿瘤侵犯肾实质,皮髓质分界不清。MRU 显示肾盂内肿块呈充盈缺损。

(四)膀胱癌

膀胱癌是泌尿系统最常见的恶性肿瘤之一,大多起源于膀胱的移行上皮,少数为鳞癌或腺癌。

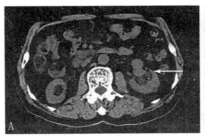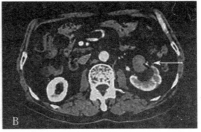

图 6-11　肾盂癌 CT 表现

A.CT 平扫示左侧肾盂内见不规则软组织密度影,密度
均匀,肾盏扩张积水;B.CT 增强示肾盂内病灶均匀强化

1.X 线检查

膀胱造影显示肿瘤大小不一、呈结节状或菜花状腔内充盈缺损,或表现为局限性膀胱壁僵硬。

2.CT 表现

膀胱壁局限性增厚;单发或多发结节状腔内突起;向膀胱壁外侵犯,膀胱周围脂肪间隙模糊,或出现软组织结节影;肿块位于输尿管口,可致输尿管口阻塞,输尿管口以上部位出现积水;周围淋巴结直径>15 mm 时,提示有淋巴结转移;可累及邻近脏器如前列腺或子宫,也可有远处脏器转移(图 6-12)。

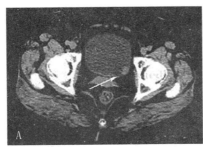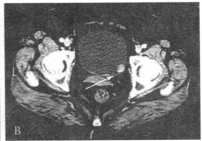

图 6-12　膀胱癌 CT 表现

A.CT 平扫示膀胱后壁左侧见软组织密度结节影;B.CT 增强示瘤体明显均匀强化

3.MRI 表现

在 T_1WI 正常膀胱壁与尿液信号相似,而肿瘤信号与正常膀胱壁相似,肿瘤的显示不及在 T_2WI 清晰。在 T_2WI 肿瘤表现为腔内突起;低信号的膀胱壁连续的带状影有中断,表示膀胱壁肌层受侵犯;肿瘤侵及膀胱周围时,高信号的周围脂肪间隙模糊或出现低信号的软组织影。淋巴结转移、脏器转移同 CT 相似。

三、鉴别诊断

(一)肾癌应与下列疾病鉴别

(1)肾血管平滑肌脂肪瘤 CT 可发现脂肪密度、MRI 有脂肪信号是其特征，一般与肾癌鉴别不难(图 6-13)。

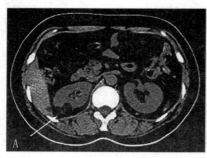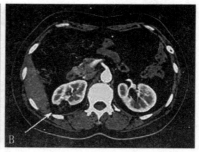

图 6-13　肾血管平滑肌脂肪瘤 CT 表现

A.CT 平扫示左肾实质混杂密度影，内可见脂肪密度影；B.增强 CT 示分隔强化，脂肪不强化

(2)一般的肾囊肿囊内容物密度近似于水，与肾癌的鉴别不困难，各种原因导致肾囊肿囊内容物密度上升，需与肾癌鉴别，肾癌坏死液化后形成的壁厚而不规则，并有明显的强化，瘤内密度不均匀，可有不规则强化，而囊肿的壁薄而均匀，不强化或轻度强化，囊内密度均匀不强化(图 6-14)。

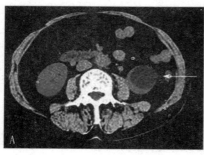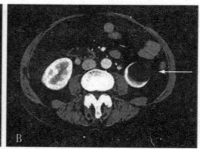

图 6-14　肾囊肿 CT 表现

A.平扫示左肾圆形低密度影；B.增强后无明显强化

(3)肾盂癌的主体在肾盂内，肾癌的主体在肾实质内；肾癌的强化程度高于前者，肾盂癌液化坏死、钙化多于后者，常合并肾盂积水，而后者少见。晚期肿瘤，是肾盂癌侵犯肾实质，还是肾癌累及肾盂影像学很难区分，需病理判断。

(4)肾淋巴瘤主要表现为肾皮髓质分界不清，肾内多发结节灶增强后仅有轻度强化或不强化;如双肾同时受累肿大、腹膜后淋巴结肿大融合成团并伴有脾内低密度灶,肾淋巴瘤的诊断可能性更大。

(5)肾炎性包块,如肾细菌性脓肿、肾结核、黄色肉芽肿性肾盂肾炎,临床上尿检可见蛋白、白细胞,同时伴有发热、腰痛、尿路感染等症状,对诊断有参考价值。难以鉴别的病例需组织学定性。

(二)肾母细胞瘤与神经母细胞瘤鉴别

神经母细胞瘤约 2/3 发生在肾上腺,神经母细胞瘤可压迫肾脏使其变形、向下移位,增强后虽外形受压凹陷但肾脏皮质完整;神经母细胞瘤多为分散的点片样钙化;肾母细胞瘤一般包膜完整、边界清楚,不包绕腹膜后大血管;而神经母细胞瘤较易突破包膜,沿腹膜后间隙蔓延,侵犯腹膜后淋巴结并包绕大血管(图 6-15)。

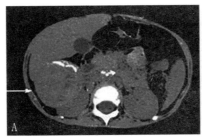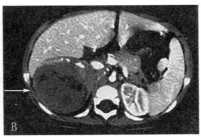

图 6-15　神经母细胞瘤 CT 表现

A.CT 平扫示右侧肾上腺软组织密度肿块,密度不均匀,边缘蛋壳样钙化;B.增强 CT 示肿块不均匀强化,内见低密度坏死液化区,肾皮质受压变形但完整

(三)肾盂癌应与下列疾病鉴别

(1)肾盂内血块平扫示 CT 值高于肾盂癌,增强后血块不强化,而肾盂癌有轻度强化;二次复查时血块可溶解、消失或排出,位置发生变化或密度下降。

(2)肾盂内结石密度高于肾盂癌,CT 值常在 100 HU 以上。

(3)肾盂旁囊肿密度低于肾盂癌,常为水密度。

(4)晚期肾盂癌与晚期肾癌鉴别困难。

(四)膀胱癌应与下列疾病鉴别

依据临床症状及影像学表现,膀胱癌的诊断一般不困难。有时须与膀胱结石或血块鉴别,比较密度、信号强度及可移动性,鉴别诊断也不困难。与少见的非上皮性肿瘤鉴别困难,须组织学检查方能定性。

参考文献

［1］赵曙光.临床常见疾病影像诊断［M］.北京:科学技术文献出版社,2020.

［2］黄旭东.实用医学影像诊断学［M］.天津:天津科学技术出版社,2020.

［3］车德红,韦虹.影像医学诊断及介入治疗［M］.北京:中国纺织出版社,2020.

［4］黄超.现代医学影像学［M］.天津:天津科学技术出版社,2020.

［5］菅吉华.临床疾病影像诊断［M］.长春:吉林科学技术出版社,2019.

［6］张志强.当代影像诊断学［M］.长春:吉林科学技术出版社,2019.

［7］王骏,周选民.医学影像成像原理［M］.北京:科学出版社,2019.

［8］蒋政.现代医学影像学诊断与临床实践［M］.长春:吉林科学技术出版社,2020.

［9］卞磊.临床医学影像学［M］.北京:中国大百科全书出版社,2020.

［10］吕洋.新编医学影像学诊断基础与临床［M］.北京:科学技术文献出版社,2020.

［11］刘斌.实用超声影像学鉴别诊断［M］.长春:吉林大学出版社,2019.

［12］仲捷.实用常见临床疾病影像学研究［M］.北京:科学技术文献出版社,2018.

［13］赵兴康.消化系统疾病影像诊断及介入治疗学［M］.北京:科学技术文献出版社,2018.

［14］金萍.医学超声影像学［M］.长春:吉林科学技术出版社,2018.

［15］王彩环.新编医学影像学［M］.天津:天津科学技术出版社,2018.

［16］陈懿,刘洪胜.基础医学影像学［M］.武汉:武汉大学出版社,2018.

［17］杨宁.实用影像学与核医学［M］.天津:天津科学技术出版社,2019.

［18］崔凤荣.临床超声影像诊断学［M］.长春:吉林科学技术出版社,2018.

［19］江洁,董道波,曾庆娟.实用临床影像诊断学［M］.汕头:汕头大学出版社,2019.

[20] 涂朝霞.现代医学影像学[M].天津:天津科学技术出版社,2019.

[21] 张举.实用临床影像诊断学[M].长春:吉林科学技术出版社,2019.

[22] 李锐.医学影像基础与疾病诊断[M].北京:科学技术文献出版社,2019.

[23] 冯友珍.现代临床影像诊断精粹[M].长春:吉林科学技术出版社,2019.

[24] 蔡东梅.新编医学影像诊断学[M].长春:吉林科学技术出版社,2019.

[25] 杜立新.精编影像技术与诊断[M].昆明:云南科技出版社,2020.

[26] 刘兴光,庄儒耀,徐荣.当代影像医学技术与诊断[M].天津:天津科学技术出版社,2018.

[27] 王之民.实用影像检查技术与诊断学[M].西安:西安交通大学出版社,2018.

[28] 孙景芝.临床影像与检验[M].北京:科学技术文献出版社,2020.

[29] 翟瑞桥.实用影像诊断与临床应用[M].长春:吉林科学技术出版社,2019.

[30] 靳庆文,赵义厚,李登平.医学影像学[M].昆明:云南科技出版社,2019.

[31] 魏茂纯.内科影像学诊断基础与综合治疗[M].北京:中国纺织出版社,2019.

[32] 张志强.实用医学影像技术[M].长春:吉林科学技术出版社,2019.

[33] 王伟.医学影像诊断与鉴别诊断[M].北京:科学技术文献出版社,2019.

[34] 崔聚红.医学影像检查技术与诊断应用[M].天津:天津科学技术出版社,2019.

[35] 刘赓年,朱绍同,洪楠.影像诊断征象分析[M].北京:科学出版社,2019.

[36] 于大伟,曹章.医学影像技术在医学影像诊断中的临床应用分析[J].影像研究与医学应用,2019(1):125-126.

[37] 宋飞龙.医学影像技术在医学影像诊断中的临床应用[J].影像研究与医学应用,2019,3(20):102-103.

[38] 李艳卫.论医学影像技术与医学影像诊断的关系[J].影像研究与医学应用,2019(4):100-101.

[39] 陈娟芝,聂芳.影像学评价非手术治疗肺癌效果[J].中国医学影像技术,2020,36(3):464-467.

[40] 伍康振,温福林.医学影像技术在医学影像诊断中的应用分析[J].中国医疗器械信息,2020,26(18):96-97.